50 歳を過ぎても体脂肪率 10% の名医が教える 内臓脂肪を落とす最強メソッド

15天抖掉內臟脂肪

56歲，血管年齡28、體脂率10%，心血管名醫的終極鏟油手段

醫學博士、風靡全日本的殭屍操發明者
池谷敏郎——著
黃雅慧——譯

大是

目錄

推薦序一　減肥不復胖的關鍵，在於瘦下內臟脂肪／趙函穎　9
推薦序二　減掉內臟脂肪，就能脫離「腹愁者聯盟」／蕭捷健　13
推薦序三　內臟脂肪像一座活火山，隨時可能引爆健康問題／孫語霙　17
前言　肥胖有兩種，一是胖，二是油　21

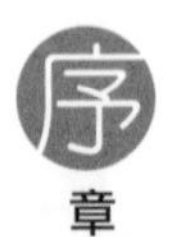

序章……關於內臟脂肪的十大疑問

1—什麼是內臟脂肪？　33

2 胖子的內臟都肥滋滋？ 35
3 內臟脂肪躲在哪裡呢？ 39
4 二十歲以後增加的體重，都是脂肪 40
5 任何體型都可能罹患內臟脂肪型肥胖 44
6 最流行的文明病，代謝症候群 47
7 十五天，抖掉內臟脂肪 49
8 不吃不喝的瘦，很傷身 51
9 勤練仰臥起坐，肚子也不會消 52
10 這是生活習慣病，要控管飲食 53

第1章……當你開始有小腹，這些疾病就上門

1 內臟脂肪使胰島素失常——高血糖與糖尿病 59
2 脂肪細胞變肥，易引起高血壓 62

3 內臟脂肪與動脈硬化 63
4 癌症，可能都是內臟脂肪引起的 66
5 罹患失智症機率高三倍 68
6 肚子變大，容易肩膀僵硬或腰痛 70
7 想變瘦，你需要瘦素幫忙 72
8 便祕或頻尿 73
9 提早出現老人味 74
10 肚子大一寸，死亡率增兩倍 78

第2章……甩掉內臟脂肪的超強招數，輕醣飲食

1 不要斷醣，要輕醣 82
2 早餐不吃主食，補充蛋白質 95
3 比胖更可怕的肌少型肥胖 98

4 先吃菜再吃飯，飲食順序會影響腰圍 102
5 吃太快，大腦就不知道你飽了 105
6 讓人不自覺吃進肚的富醣食品 109
7 大豆飲食法，有效抑制血糖上升 112
8 讓人嘴饞的食物，下午兩點後再吃 114
9 史上最強減肥早餐，過午也不餓 117
10 超商食物這樣吃，方便兼顧健康 123
11 用晚餐來反推早、午餐能吃什麼 126
12 晚餐可以盡情吃，但須注意飲食順序 128
13 甜點配黑咖啡，幫助脂肪燃燒 131
14 喝不胖的飲酒準則 134

第3章……超級食物，跟內臟脂肪說掰掰

1 兒茶素——每天喝就能消耗熱量 138
2 糯麥——膳食纖維豐富、熱量低 143
3 花椰菜——減肥的最佳食材 146
4 鯖魚罐頭——以油止油 148
5 咖哩湯——無須忌口的食物 154

第4章……天天練又不累的殭屍操

1 飲食正確加上殭屍操，體態更完美 160
2 殭屍操的四大優點 166
3 利用上廁所的空檔做殭屍操 171
4 運動的最佳時間與長短 181

第5章……養成這些習慣，擊退內臟脂肪更有感

1 買大鏡子，隨時看自己 189
2 早上量體重，當天胖當天瘦 190
3 定時起床，就能提高代謝 193
4 小號衣服激勵法，建立形象瘦更快 195
5 當忍耐變習慣，體重就減少了 197
6 抬頭挺胸，選沒有椅背的椅子 199
7 端正坐姿，練出小蠻腰 201
8 做家事，清潔環境，也清掉你的脂肪 203
9 泡澡前來點小重訓 205
10 淋浴前，增強血液流動 210
11 喝冰水，提高新陳代謝 212
12 泡澡時，踩「空中腳踏車」 214
13 隨處可做的墊腳操 216

14 平坦小腹的腹式呼吸法 219

錄……內臟脂肪的剋星，餓了吃這些

1 舞菇瘦身湯，預防血糖升高 225
2 酒釀番茄汁，幫助身體燃燒脂肪 227
3 不用拌開，直接挖幾匙納豆來吃 229
4 大豆速食湯，美味又能預防骨質疏鬆 231
5 吃對水果，就能控制血糖 232

結語 錯誤減重法，甩掉體重，也甩掉了健康 235

推薦序一

減肥不復胖的關鍵，在於瘦下內臟脂肪

晨光健康營養專科諮詢中心院長／趙函穎

在我的減肥營養門診，常常聽到有人問：「我覺得我的肚子越來越大，明明吃得沒有以前多，但是肚子上的肥油卻越來越多。而且不管怎麼努力少吃、做仰臥起坐，肚子那圈肉還是緊緊跟著我！我喜歡的裙子、褲子都穿不下了……越減越灰心，我到底該怎麼辦？」

其實，若是靠著節食，沒有吃到身體該有的營養素，導致暫時脫水，而體重減輕，無法成功讓肚子變小。而且一旦恢復過去的飲食習慣，不僅體重馬上增加，連體脂肪也加倍囤積，更可怕的是，大部分的脂肪會到肚子上，於是越減越肥。

身體脂肪主要分成兩大類：一是皮下脂肪，二是內臟脂肪。皮下脂肪存在於手臂、大腿的脂肪，在臨床上，這些部位若堆積脂肪，不太會引起慢性病。但是內臟脂肪可就不一樣了，它存在我們的肚子裡，會影響到心血管疾病，如三高（糖尿病、高血壓、高血脂），甚至罹患癌症的機率都比較高。

當營養素不足、亂節食，導致減肥失敗，之後吃進肚裡的，大部分就是內臟脂肪。而內臟脂肪肥厚也不是胖子的專利，隱性的內臟脂肪肥胖，更容易讓人忽略。

我在門診看到只有五十幾公斤、四肢瘦、沒有運動習慣的女生，因長年把零食跟甜食當正餐，她的內臟脂肪，竟然跟八十幾公斤、有運動的女生一樣多！內臟脂肪肥厚，除了看起來臉色憔悴，還伴隨有三高問題，大家千萬別輕忽其嚴重性。

想成功減去內臟脂肪，其實沒有想像中這麼難，飲食絕對是關鍵，再搭配輔助的運動，調整生活習慣，找到適合自己可以持之以恆的減肥方法，的確可以輕鬆瘦下來的。

本書作者池谷敏郎是日本減肥名醫，他靠著自身瘦下來的經驗，跟讀者分享如何成功消除內臟脂肪，以深入淺出的方法，把很複雜的瘦身原理，講解得很清楚，讓讀者了解為什麼減去內臟脂肪是如此重要。

飲食方面，他則提出「輕醣飲食」概念，不算卡路里、不節食、不斷醣，以安全的方式執行，書中有幾道能簡單製作的料理外，對於外食族也有解決方案，讓讀者可輕易上手。另外，書中也分享他獨家研發的「殭屍減肥操」，利用零碎的時間，就可以快速消脂，搭配許多生活小祕訣，內容非常豐富，值得大家好好閱讀。

祝福各位可以從本書找到適合自己的方式，一起輕鬆減去內臟脂肪吧！

推薦序二

減掉內臟脂肪，就能脫離「腹愁者聯盟」

減重醫師／蕭捷健

減脂，是很多人一生的志業。

大部分的人減脂，是為了降低體脂肪，讓身材好看，其實，分布在內臟周圍的脂肪，才是健康殺手。累積過多的內臟脂肪，不只會讓我們有一個大大的啤酒肚，更會造成脂肪肝、代謝症候群、高血壓、糖尿病等慢性疾病。

大家可能會有這樣的觀念：體重過重的人才會有內臟脂肪或脂肪肝。但事實上，瘦子也會有脂肪肝。這是因為形成內臟脂肪，包含以下原因：喝太多酒、吃太多果糖，有高血糖和有高血脂的人，也會容易有脂肪肝。

中年男性和停經後的女性，更是內臟脂肪囤積的高危險群。男性本來就比較容易在腹部和內臟周圍累積脂肪，我們可以看到，常應酬喝酒的男性挺著一個大大的啤酒肚，但是你很少看到女性出現啤酒肚。超過五十歲之後，男性的雄性激素下降，更會快速堆積內臟脂肪。

女性在停經前，有雌激素保護，脂肪傾向於往腰臀堆積，因此，懷孕時胎兒能受到這些脂肪層的保護。停經後，女性開始容易累積內臟脂肪，連帶著心血管疾病的風險也升高。原本洋梨型的身材，因為上半身脂肪開始囤積的關係，會開始走向上寬下也寬的蘋果型身材。

如果肝臟累積太多脂肪，肝臟就不能完成本來應該要執行的功能——沒有辦法順利將葡萄糖轉化為肝醣儲存起來，於是造成血糖越來越高、胰島素的阻抗升高，最終造成糖尿病。

當脂肪肝變得越來越嚴重，肝臟會開始慢性發炎，發炎久了，會產生類似疤痕的組織，使肝臟變得越來越硬，進而造成肝硬化，這個時候黃疸、積水、水腫、腹水的情況，也會變嚴重。

過去，臺灣衛生研究院也在國際期刊發表，發現脂肪肝也是造成肝癌的一個獨立的危險因子，我們把它叫做「非病毒性的肝癌」，換句話說，人們得非常注意脂肪肝。

這本書詳細的介紹消除內臟脂肪的方法。要減少內臟脂肪，最重要的當然就是減重，少喝酒，攝取適量全穀類、優質蛋白以及好的油脂。

我特別建議大家，盡量不要使用果糖，因為果糖跟其他的糖不同，只能夠在肝臟裡代謝，會直接造成脂肪肝。另外，壓力荷爾蒙皮質醇也是造成內臟脂肪難以消除的原因之一，所以有充足的睡眠和保持愉快的心情也很重要。

希望大家在讀完這本書之後，都能夠順利減掉內臟脂肪，成功脫離「腹愁者聯盟」，遠離慢性病威脅！

推薦序三

內臟脂肪像一座活火山，隨時可能引爆健康問題

「營養師愛碎念」版主／孫語霙

身為一位營養師，解決人們的體重問題一直是我熱情所在，看到人們臉上，因體重降低而展現喜悅、自信以及成就感，總讓我有一種說不上來的感動。

大多數的人多少都曾經歷體重的漲幅，男生通常發生在青春期、退伍後或是中年以後；而女性大多發生在婚後、產後或是更年期。男性發福通常都從肚子開始，而女性往往始於下半身肥胖，直到停經後腹部才開始囤積脂肪，這一切的變化，都來自於體內的荷爾蒙。

不論男人或女人，最後終將淪為腹部肥胖的體質。有些人為此苦惱，有些人則不以為意，不管遇到哪種人，我通常都會建議：「一定要解決腹部脂肪的問題！」

因為，躲在腹部的脂肪，就是我們常講的內臟脂肪——包覆著體內的各種器官，像一座活火山，隨時可能引爆身體的發炎反應。此外，被脂肪包覆的肌肉，因無法吸收葡萄糖，進而產生胰島素阻抗現象，接著，一連串代謝異常、高血糖、高血壓……等問題接踵而來，由此可見，我們常聽到的俗語「膨肚短命」不是一句玩笑話，而是真的！

網路上有很多減重方法，只要搜尋關鍵字，馬上出現上萬筆資料。這幾年也有越來多的人根據網路上的菜單自行節食、斷食，卻因擋不住強烈的飢餓感而爆食，結果復胖，甚至累積比原本更多脂肪，傷身又傷心。

《十五天抖掉內臟脂肪》作者池谷敏郎是日本減肥名醫、醫學博士，也是殭屍操發明者，他結合自身的減重經驗、多年的臨床經驗以及專業的醫學理論，告訴讀者如何察覺自己有內臟脂肪的問題、如何透過日常生活及飲食習慣改善內臟脂肪，並且預防發生代謝症候群。

書中沒有艱澀難懂的學理和知識，只有淺顯易懂、容易實踐的擇食技巧，同時，也破解許多人在減重期間的迷思，如：減重期間不能吃醣、不能喝酒、不能吃甜食。

除了專業完整的減重知識外，整本書最令我推崇的，是池谷醫師發明的習慣養成計畫，很多減重書只有理論和菜單，執行上仍有些困難，池谷醫師則是透過每日測量體重、買小號衣服等方式，激勵並維持減重動機，別小看這些微小的習慣，減重成功，除了脂肪比例降低外，能持之以恆，才是真正的成功。

我誠摯的向大家推薦此書，也祝福閱讀此書的你能夠擁有健康的身體、合宜的體態！

前言
肥胖有兩種，一是胖，二是油

你是不是有這些困擾：肚子一年比一年大、腰圍一天比一天寬、腰帶越勒越緊……甚至，隨著肚子越變越大，外表看起來更老。

或許有些人覺得這沒有什麼大不了。不過，我堅信肥胖絕對是人生的一道陰影。因為當肚子開始變得圓滾，人不論做什麼事情，都顯得消極、沒幹勁、缺乏信心，得過且過的度過一生。

不少人會想：「只不過看起來有些胖罷了。」其實，事情沒有大家想得這麼簡單。**體型好壞，也影響著人生好壞。**

有些讀者看到這裡，也許會忍不住吐槽：「拜託，你這麼瘦，當然說得簡單。」或是「你真的知道胖子的心情嗎？」

其實，正因為我有過切膚之痛，所以才這麼說。

雖然現在常有人誇我：「你看起來好瘦、好年輕哦！」或問我「欸，你怎麼鍛鍊身體？身材真結實！」不過，大家都不知道我以前的「盛況」。

各位只要比較下面的照片就知道了。

右邊照片是我三十六歲

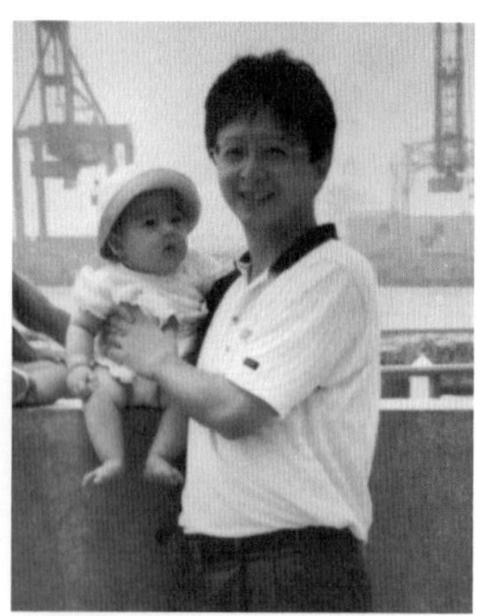

Before
以前的我比現在胖 15 公斤

36 歲

體重…………79 公斤
血管年齡……45 歲

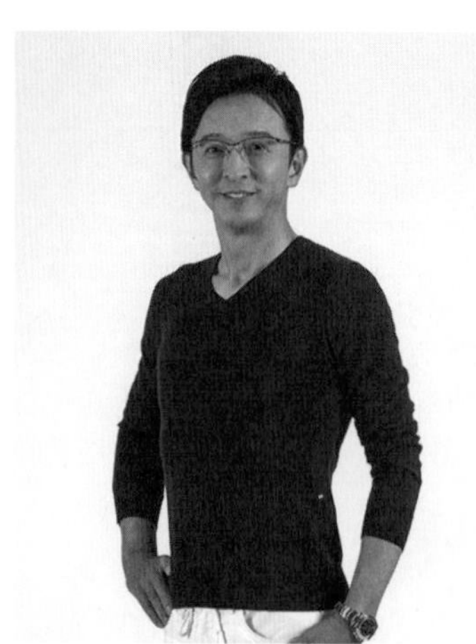

After
我現在看起來比以前年輕十幾歲

56 歲（現在）

體重……64 公斤（–15 公斤）
血管年齡…28 歲（–17 歲）

時拍的，當時老二才剛出生。我的身高一百七十三公分，體重卻將近八十公斤，可說是一個大胖子。現在回想起來，我過去的樣子就像一場惡夢。

最慘的是，我都胖在肚子，換句話說，我的內臟除了脂肪，還是脂肪。

我記得當時測量血管年齡的結果是四十五歲，而且隨時有發病的危險。即使如此，當時的我卻對這個中年體態完全無感，總以為自己還是那個二十幾歲的年輕小夥子。

其實，我對衣服穿搭很講究，可惜因為身材的緣故，我只能選大尺碼衣物，所以穿來穿去就是那幾款。也因為肥胖，不管我怎麼挑衣服，套在身上就是不好看，而且穿不出自己的風格。

現在回想起來，其實我在過去那段時間極度缺乏自信，也不喜歡出門或跟朋友聚會，可以說是自暴自棄，彷彿陷入人生谷底。所以，我以前的照片非常少。

不過，某天我突然起了念頭打算減重，於是我從谷底爬起，成功減去十五公斤。甚至從此翻轉人生。

減重成功讓我重新拾回穿搭的樂趣，也不介意出門跟人聚一聚，甚至我最喜歡的網球也越打越好，高爾夫球也打得越飛越遠。

總而言之，當我變瘦之後，人生也開始染上繽紛色彩，對任何事都躍躍欲試。

我常想，如果我像過去一樣胖，就不可能有機會上電視或到處演講，教大家怎麼愛惜自己的身體了。

內臟脂肪的殺傷力

肥胖分為兩種：

- 皮下脂肪——全身上下都是脂肪（皮膚下面附著脂肪）。
- 內臟脂肪——脂肪集中在肚子（內臟附近囤積的脂肪）。

脂肪雖然是人體重要的熱能之一，但一旦攝取過量，經長年累月的囤積，反而有罹病的風險。

若人的內臟囤積太多脂肪，不僅變胖、還「有礙觀瞻」，更可怕的是，脂肪便會釋放有害健康的物質，進而引起重症，像是動脈硬化、高血壓、糖尿病等。近年來，有研究報告指出，皮下脂肪堆積過多，也會危害健康。此外，肝臟或心臟的異位脂肪[1]也可能引發各種重症，如脂肪肝、心臟病（按：內臟脂肪對身體的危害，比皮下脂肪還來得嚴重，會增加各種代謝疾病的風險，內臟脂肪因此被稱為「最危險的脂肪」）。

遺憾的是，即使我苦口婆心的說了這麼一大段，很少人會痛定思痛的說：「說的也是，那就減肥吧！」大家也只是聽聽罷了。

1 ectopic fat，脂肪主要囤積在臀部及大腿，當攝取過多熱量時，人體會儲藏多餘的脂肪，若堆積在臟器等非正常脂肪堆積處，即異位脂肪。屬皮下脂肪、內臟脂肪之外的第三種脂肪。

我以前常跟病人說：「內臟脂肪過多會死人的！」我想藉由恫嚇來提振病人減肥的意志。此外，我也會拿一些資料，讓病人知道內臟脂肪到底有多可怕。

可惜的是，不論我怎麼嚇病人，病人大多無動於衷。

於是，我便改變戰術，準備一些血管動脈硬化的圖片、模型，甚且是病人頸動脈的超音波照等。然後冷冷的說：「嗯，看起來你的血管很糟糕，隨時有可能動脈硬化。」這時，他們大多會乖乖配合治療。

不過即便病人願意接受治療，也很難根治或預防發生代謝症候群[2]，這是因為患者很難察覺自己有代謝症候群。

事實上，想治療糖尿病或高血壓等慢性疾病，不能單靠藥物，還要改善生活習慣。因此，若病人仍我行我素，不肯改掉不良習慣的話，那也無濟於事。對我而言，要讓病人注意日常生活習慣，避免堆積過多內臟脂肪，其實並不容易。

我的威脅並沒有發揮效果，後來我靈機一動，決定換個法子激發病人減肥的士氣，這次我用愛的教育。

例如，對病人說：「你看起來年輕多了。」、「像是變了一個人一樣！」只要這麼一誇，他們便燃起雄心壯志，好好減肥。

近年來，我的診所幫不少病患克服代謝症候群。他們甩掉肥肉之後，健康檢查的各項數值也跟著好轉。我開玩笑的對病人說：「你瘦下來之後，變得好好看。要不要順便鍛鍊一下腹肌？」結果有些病人開始運動，然後喜孜孜的說：「池谷醫師，你瞧瞧我的人魚線。」

沒有人喜歡去醫院。不過，我卻敢說，來我的診所治癒代謝症候群、重拾青春的病人，都滿臉笑容來醫院跟醫師打招呼。

2 指腹部肥胖、高血糖、高血壓、血脂異常等一群代謝危險因子群聚現象，可能引發腦中風、心臟病，甚且癌症等。為慢性疾病發生前的警訊。

從滿身肉到瘦，我見證身材如何影響人生

我覺得一個人不管年紀再怎麼大，或多或少有一點私心。

比方說，男人想成為女人眼中的「天菜」，或者想聽到讚美：「你好帥喔！」而女性總希望人家誇獎：「妳真漂亮。」、「妳好年輕。」等，女性即使年過八十，聽到有人對她說：「看不出來妳已經〇〇歲了。」也會讓她非常開心。

所以，只要維持苗條青春的體態，人生就會變得五彩繽紛。例如，敢主動邀約心儀對象，或與年輕朋友出去玩。如果我仍凸著肚子做這些事，大概只會被當成怪叔叔吧。

此外，瘦下來之後，能深刻體會身為「衣架子」的樂趣。例如，身材苗條的人不用花大錢，光簡單的一件T恤與牛仔褲，就能夠穿得很有型。

我相信人人都嚮往自己有一副好身材，隨便一穿就能瀟灑出門。而且，每天過得熠熠生輝。

這就是我想傳授的減肥心法，也就是利用人性的私心，讓自己華麗變身！

隨著科技的進步，人類越活越長，甚至活到百歲。延年益壽固然可喜，不過人若是患有文明病、膝蓋受傷、行動不便……長壽反而是一種酷刑。

我覺得與其勸說：「不想那麼早死的話，就努力減肥吧！」倒不如給一個願景：「只要瘦下來，會比胖時，更受人喜愛。」

換句話說，瘦下來才能翻轉人生，更覺得人生五彩繽紛。

我相信唯有此時，才會後悔自己一時的放縱，是如此得不償失。

雖然我現在已年過半百，身心卻比三十幾歲時還快活許多。

這不僅是我自己的親身體驗，還有許多減肥成功的患者能作為佐證。凡是成功瘦身、讓人生變得精彩的人都不會復胖。因為他們知道了人生的美好與歡樂，就不會再讓自己的人生得過且過，每天挺著一個大肚子，被當成中年大叔或大嬸。

與其肥胖，不如努力維持苗條身材，讓自己每天都閃閃發亮。

我希望有志一同的朋友，能參照我的減肥法打造苗條身材，然後享受人生！

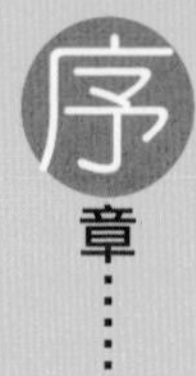

章

關於內臟脂肪的十大疑問

內臟脂肪其實是危害人體健康的元凶。

不過，內臟脂肪究竟會對人體造成什麼影響呢？在這之前，我相信有很多讀者也想問：「什麼是內臟脂肪？」

接下來，我用問答的方式，彙整並解答大家常有的疑問。

1 什麼是內臟脂肪？

我們常說的體脂肪，其實分三種：

● **皮下脂肪**

如同字面的意思，就是指皮膚下面附著的脂肪。這些脂肪的作用，是維持人體體溫，蓄積能量或者避免身體受到外力衝擊。

● **內臟脂肪**

指腹部周圍的脂肪。

這個部分的脂肪如果太多，就容易有大肚子。順帶一提，腰圍的大小也是判斷代謝症候群的標準之一。

● **異位脂肪**

又稱為第三脂肪，是皮下與內臟以外的脂肪。

異位脂肪指原本應該在皮下或內臟的脂肪，卻附著在心臟或肝臟等器官四周，甚至附在肌肉等處。

2 胖子的內臟都肥滋滋？

肥胖，就是指體脂肪過多。這與體重計上的數字沒有太大的關係，重點是體內囤積了多少脂肪。

肥胖分為兩種（見下頁圖0-1）：

- 洋梨型——皮下脂肪型肥胖。
- 蘋果型——內臟脂肪型肥胖。

有些人看起來雖胖，但內臟脂肪不多；有些人看起來瘦瘦的，不過脂肪都跑去

圖 0-1　皮下脂肪型肥胖與內臟脂肪型肥胖

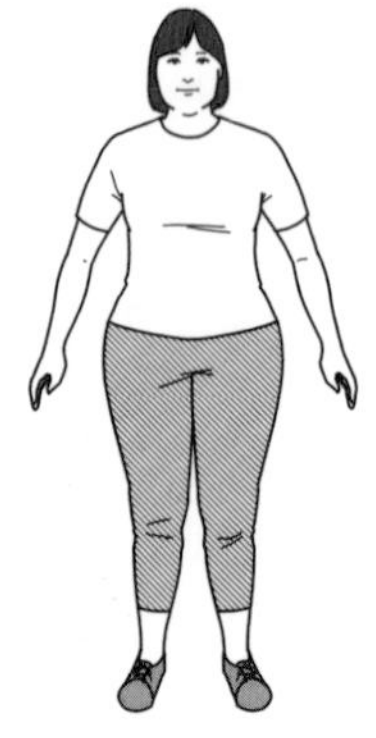

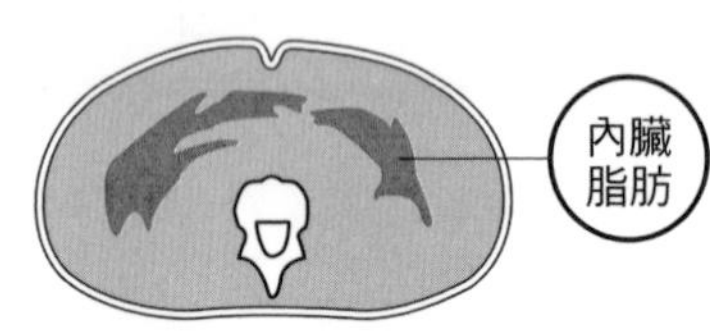

皮下脂肪型肥胖（洋梨型）

全身型肥胖：
除腹部以外，
臀部、手臂或大腿等處
都有脂肪。

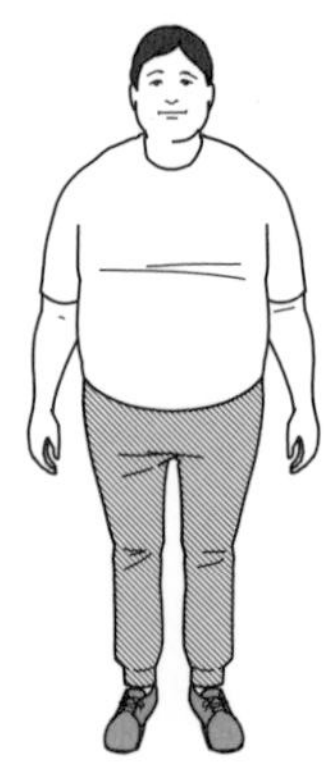

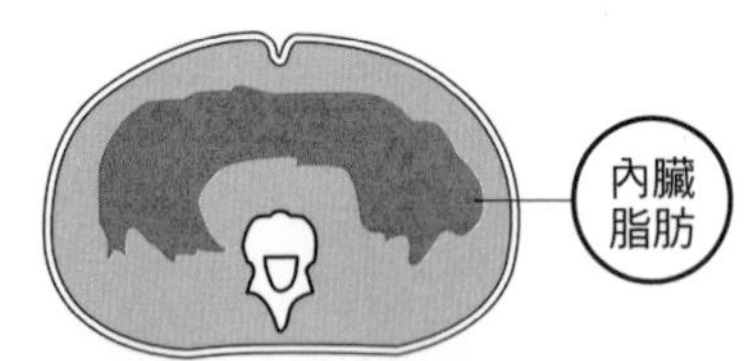

內臟脂肪型肥胖（蘋果型）

大肚型肥胖：
男性的腰圍 90 公分；
女性 80 公分以上，
脂肪集中在腰腹部。

內臟或皮下。

換句話說，並非只有胖子的內臟會肥滋滋。

一般說來，肥胖男性大多為內臟脂肪型肥胖，而且年紀越大，越容易囤積。而女性大多屬於皮下脂肪型肥胖，脂肪集中在腰腹部或大腿等處。有關這兩種肥胖差異，請見右頁圖表；至於肥胖類型比例，則見下圖0-2（按：據二〇一三年至二〇一六年

圖 0-2　肥胖的類型與男女比例

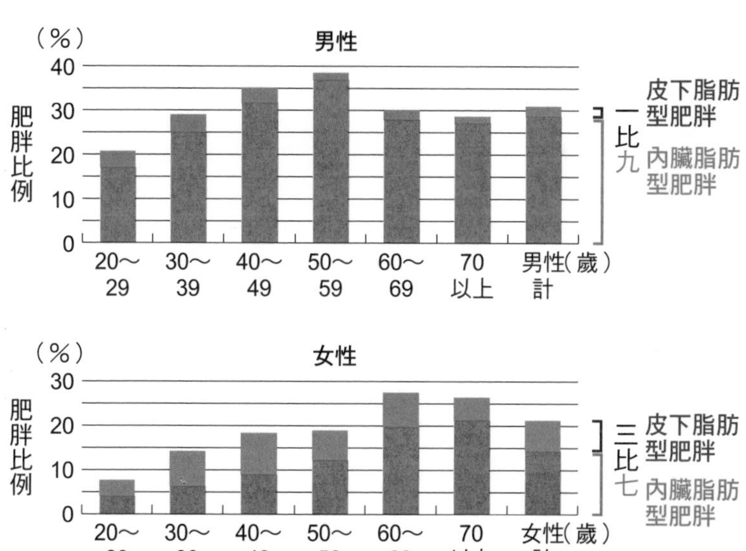

（資料來源）摘自日本厚生勞動省「2010 年國民健康與營養調查報告」。

「國民營養健康狀況變遷調查」，臺灣男性肥胖盛行率為四三．七％；女性為三〇．八％）。

不過，女性也容易因為暴飲暴食或不喜歡運動，而累積內臟脂肪，讓自己成為「小腹婆」。停經以後，內臟脂肪堆積情況會更加嚴重。

順帶一提，內臟脂肪除了有男女差異，其實也與人種有關，如日本人比歐美人容易囤積內臟脂肪。

基本上，男性內臟脂肪較多，而女性則是皮下脂肪較多。不過女性停經後，也容易囤積內臟脂肪。

3

內臟脂肪躲在哪裡呢？

大多數人以為內臟脂肪是附著在胃部或肝臟的脂肪，其實並非如此。

透過下圖，我們知道皮下脂肪的下面是腹肌，腹肌的下面才是內臟脂肪。

而腸胃周圍有一層用來固定腸子的腸繫膜（Mesentery），這裡才是內臟脂肪的藏身之處。當內臟脂肪越積越多，就會有大肚子。

內臟脂肪的藏身之處

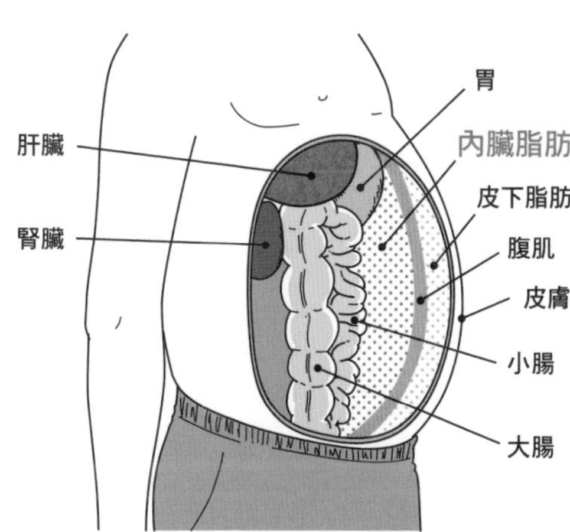

二十歲以後增加的體重，都是脂肪

人們大多以為需要依靠專業儀器，才能正確量測內臟脂肪。事實上，因為內臟脂肪與腹部大小有關，所以只要量腰圍，就能得知自己體內的內臟脂肪厚不厚。

請參考下一頁圖 0-3，計算自己的 BMI（Body Mass Index，簡稱 BMI，身體質量指數）。

在臺灣，只要算出來的數值符合以下任何一項，就是內臟脂肪型肥胖：

- 腰圍：男性超過九十公分；女性超過八十公分（測量法見四十二頁圖 0-4）。
- BMI 值超過二十四。

圖 0-3　BMI 與腰圍

BMI ＝体重（kg）÷ 身長（m）÷ 身長（m）

BMI	成人肥胖定義
BMI<18.5	體重過輕
18.5<=BMI<24	健康體位
過重：24<=BMI<27 輕度肥胖：27 <= BMI < 30 中度肥胖：30 <= BMI < 35 重度肥胖：BMI >= 35	體位異常

（臺灣對肥胖的標準定義）

BMI	判定標準
18.5	體重過輕（瘦）
18.5~25	健康體重
25~30	體重過重
30~35	輕度肥胖（一級）
35~40	重度肥胖（二級）
40	極重度肥胖（三級）

（日本肥胖學會之肥胖判定標準）

圖 0-4　腰圍的測量方法

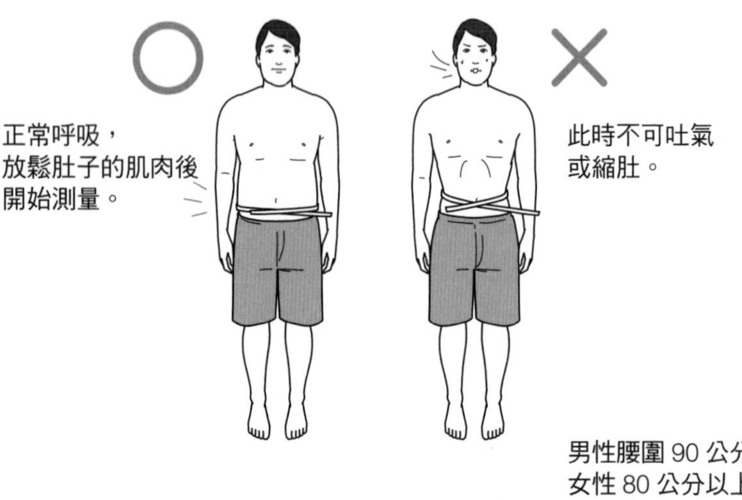

男性腰圍 90 公分；
女性 80 公分以上，
都屬於內臟脂肪型
肥胖。

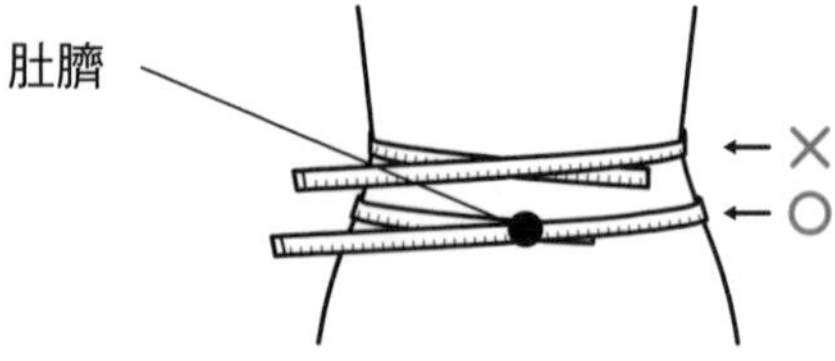

〈注意〉

- 測量部分並非腰部最瘦的部分。
- 量尺須如上圖般，避開腰身，水平環繞肚臍。

這個數值表示，內臟脂肪的面積幾乎高達一百平方公分以上。

一般說來，年紀越大越容易發胖。因此，二十歲以後增加的體重，可以說都是脂肪，而且極有可能是內臟脂肪。

各位不妨想想，自己是不是比二十歲的自己胖了許多？

只要胖超過十公斤，就得注意身體健康。

5 任何體型都可能罹患內臟脂肪型肥胖

或許有些人會想：「我又不胖，應該沒有內臟脂肪。」

其實這點因人而異。因為BMI或腰圍，有時不一定能真實反映內臟脂肪的多寡。舉例來說：

小陳是一個上班族，身高一百七十三公分，重六十七公斤。乍看之下身材中等，而且BMI值也只有二十二，完全沒有超標。事實上，小陳的內臟脂肪卻高達一百二十五平方公分。換句話說，就是標準的內臟脂肪型肥胖。

而小張是一位橄欖球選手，身高一百七十六公分、重九十六公斤。BMI值為三十一，看起來是個肥壯的人（見下頁圖0-5）。不過，小張的內臟脂肪卻只有七十五平方公分。

經計算，小張的BMI值雖然比小陳多出九，但是小張體內的內臟脂肪比小陳還少。而且，體脂肪率維持在一七%左右（按：體脂肪率計算公式見下頁），一點也不胖。

這是因為小張長期運動，全身上下都是肌肉；而小陳整天坐著，所以身體軟趴趴，全是

圖 0-5　瘦子更該注意體內是否堆積內臟脂肪

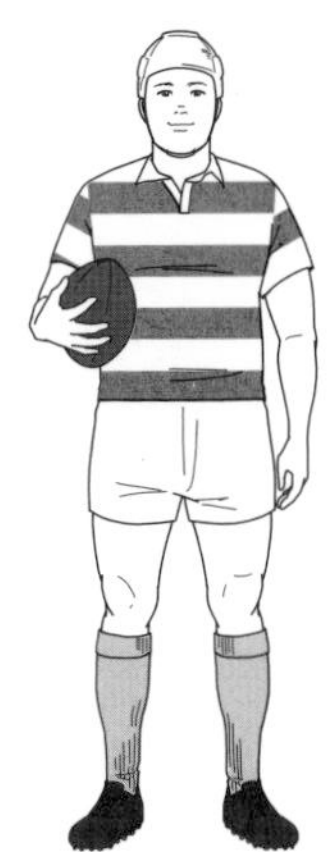

小張
職業：橄欖球選手
身高：176 公分
體重：96 公斤
BMI：31
腰圍：88 公分
體脂肪率：17%
內臟脂肪面積：$75cm^2$

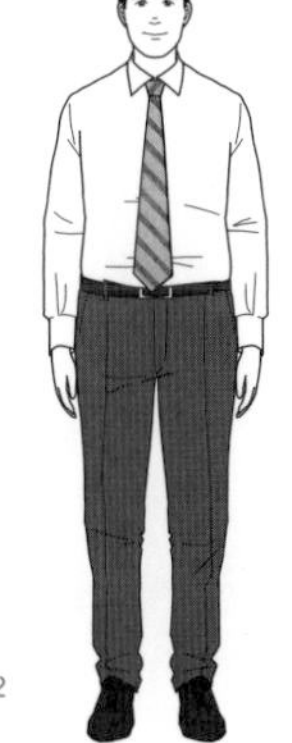

小陳
職業：上班族
身高：173 公分
體重：67 公斤
BMI：22
腰圍：88 公分
體脂肪率：25%
內臟脂肪面積：$125cm^2$

（資料來源）依「內臟脂肪研究所 NAIBO」naibo.jp 之資料編制而成。

脂肪。
由此可見，外表只能算是一種參考，並不能視為絕對。

有內臟脂肪不一定就會發胖。任何體型都應該小心隱藏性肥胖。

體脂肪計算公式：

（BMI×1.2）＋（年齡 ×0.23 － 5.4）
－（10.8× 性別值）

男性值為 1；女性值為 0

6 最流行的文明病，代謝症候群

所謂代謝症候群（metabolic syndrome）就是我們常說的文明病。對現代人來說，這個名詞並不陌生，不過我想大家都不知道，什麼症狀才算代謝症候群。

其實，代謝症候群除了內臟脂肪過多以外，脂質、血壓或血糖中，還要有兩項超出標準值。關於這個部分我會在後面進一步說明。

簡單說一下，所謂的代謝症候群極有可能造成動脈硬化，可以說是一顆不定時的炸彈。

當醫師警告可能罹患代謝症候群時，就表示當事人不僅內臟肥胖，連血壓、血糖或脂質也出現異常。

其實，不少人都是代謝症候群的預備軍。

日本厚生勞動省曾經做過一項調查，發現四十歲到七十四歲的日本男性中，每兩人便有一人，女性則每五人便有一人，可能罹患或是代謝症候群的後備軍。根據統計，日本的代謝症候群約九百六十萬人（按：據國民健康署於二〇一三年至二〇一六年的調查，臺灣男性約三四．八％有代謝症候群危機，女性則為二五．八％），後備軍高達九百八十萬人。

為了遠離代謝症候群，我們應該培養良好的生活習慣。

十五天，抖掉內臟脂肪

不少人看著自己的肚子都會想：「天啊！我要怎麼做才能甩掉身上這層游泳圈？」、「再怎麼努力，也無法變瘦吧。」

請各位放心。內臟脂肪有一個特色：來去匆匆。

一般來說，內臟脂肪都是暴飲暴食或缺乏運動而引起。因此，只要飲食正常或透過運動消耗熱量，三兩下就能消除內臟脂肪。

減重時，內臟脂肪與皮下脂肪的變化，請見下頁圖表0-6。從圖中可知，只要十五天，內臟脂肪就立即消失無蹤；而皮下脂肪，即使花十五天運動，也看不出有多大的變化。

換句話說，只要透過飲食控管或是運動等，就可以消除內臟脂肪。這麼一想，就會覺得其實減肥很簡單。

內臟脂肪來得快、消也快。只要控制飲食十五天，就能消除得一乾二淨。

圖 0-6　內臟脂肪與皮下脂肪在減重初期的變化

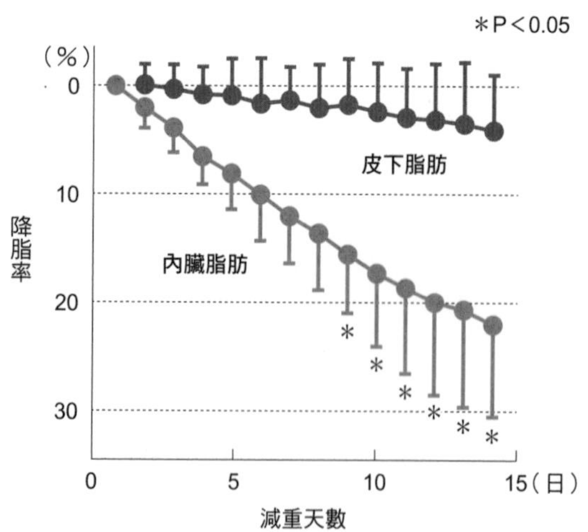

（資料來源）依 Li Y, et al, Exp Biol Med. 228, 2003, 1118-23 之資料編制而成。

8 不吃不喝的瘦，很傷身

有些人為了消除內臟脂肪或減肥，而選擇不吃不喝。

其實，這是錯誤的減肥法。因為不吃不喝造成的後果，不僅是消除脂肪，同時消除了肌肉。即使之後恢復正常飲食，那些瘦下來的肌肉就會變成脂肪。

這個部分我會在第一〇一頁「醫師悄悄話」中詳細說明。在這裡先簡單的說，這種過激的減肥法其實很傷身體。而且這種減肥法也維持不了多久。

根據我的經驗，減重的成功關鍵，在於合乎人性與持之以恆。也就是說，不是一切忌口，而是要聰明吃、輕鬆瘦。

9 勤練仰臥起坐，肚子也不會消

不少人為了讓自己的肚子消風，就拚命做仰臥起坐。可惜光靠這項運動，並沒有辦法消除內臟脂肪。

其實，仰臥起坐比較像踢球或者用膝蓋頂球，用的是大腿前側的肌肉，而不是腹肌。也就是說，這個運動鍛鍊的是大腿，而非腹部，再怎麼努力，也練不出人魚線。想練出六塊腹肌的讀者，請參閱第一七九頁、一八〇頁的說明。

想讓肚子恢復平坦的最佳方法與捷徑，其實就是飲食控管加上運動。

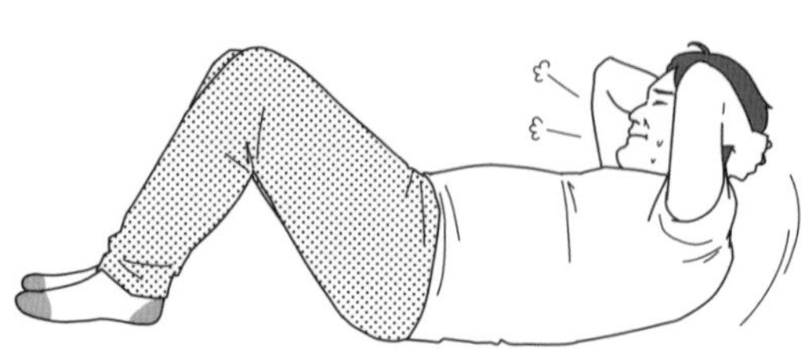

這是生活習慣病，要控管飲食

常有病人問我：「要多久才能甩掉內臟脂肪？」

其實這與脂肪多寡、飲食或生活習慣有關，很難一概而論。不過，以下的調查結果或許可以作為參考。

下頁圖0-7是一項在東京進行的減重調查，減重班找了七名內勤的男性，年齡從二十五到五十七歲不等。減重計畫是一天走一萬步與飲食控管。

參與成員的內臟脂肪，平均高達一百四十五・七平方公分。

不過，經過四個月的努力，大多降到一百二十三平方公分，也就是減少二十三平方公分左右。以體重來說的話，平均減三公斤。

圖 0-7　步數、攝取熱量、體重、皮下脂肪面積、內臟脂肪面積與減肥前後的比較

	減肥前	減肥後	變化
步數（步 / 日）	6,914 ±2,260	11,714 ±1,800	4,800 ±1,450
攝取熱量（卡路里 / 日）	2,401 ±663	2,012 ±514	- 389 ±619
體重（kg）	78.2 ±11.0	75.3 ±10.5	- 2.9 ±2.9
皮下脂肪面積（cm2）	201.4 ±64.2	193.9 ±74.3	- 7.5 ±14.0
內臟脂肪面積（cm2）	145.7 ±37.4	122.9 ±48.0	- 22.8 ±21.5

（資料來源）Imaizumi, et al. Bulletin of the Physicak Fitness Research Institute No.89, 1995, 24-31.

由此可知，只要努力就一定看得到成果。

如果有心消除大肚子，不妨參考第八十七頁的「體重與腰圍確認表」，至少堅持一個月。我相信當內臟脂肪越來越少，腰圍越變越細後，大家都能感受到瘦肚子的樂趣。

只練仰臥起坐或不吃不喝，都無法擊退內臟脂肪，重點在於選對方法。

第1章

當你開始有小腹，這些疾病就上門

內臟脂肪除了讓我們身材變形以外，還可能有害健康，引發各種疾病。在所有的脂肪中，內臟脂肪可說是萬惡之王。

接下來，我以健康觀點與罹病風險，彙整出內臟脂肪的十大殺傷力。

內臟脂肪使胰島素失常——高血糖與糖尿病

說起文明病，不外乎是糖尿病，或者像飯後高血糖[3]等症狀。不論哪一種文明病，都可能與內臟脂肪有關。

而且，無庸置疑的是，只要內臟脂肪增加，就會讓胰島素失調。

胰島素是一種由胰臟分泌的荷爾蒙，能將血液中的糖分——血糖（又稱葡萄糖），輸往身體各處，降低血糖值。

3 平常血糖值正常，但在吃完飯後，血糖值飆升至一四〇毫克／分升（mg/dL）。若置之不理，會增大因動脈硬化等引發致死性併發症或阿茲海默症的可能性。

話說回來，為什麼內臟脂肪會影響胰島素呢？

其實，原因不外乎以下幾種：

一，當脂肪體積變大後，脂肪細胞便開始分泌TNF-α[4]與阻抗素[5]等生理活性的脂肪細胞因子（Adipocytokine），這些物質都可能影響胰島素的功能（細胞吸取血液中的葡萄糖）。

二，內臟脂肪變多，會降低脂締素[6]的分泌量，影響細胞吸收血糖的速度。

換句話說，內臟脂肪使胰島素面臨腹背受敵的困境。

一旦胰島素無法正常運作，我們只要吃完飯，血糖就立刻飆升。於是，身體開始拉警報，督促胰島素出動。

胰島素雖然能穩定血糖，不過，若分泌過多，也會導致血糖變低。

當飯後的血糖值像雲霄飛車般忽上忽下，人容易覺得疲憊而懶得活動身體；或者，明明才剛吃飽，卻很快感到肚子餓，於是吃不停，這些情況都讓內臟脂肪越積越多，導致胰島素的功能漸漸變差。

最糟糕的還在後頭。

其實，胰島素有一個功能，是刺激脂肪細胞儲存脂肪。一旦胰島素分泌過多，內臟脂肪就越來越肥厚。長久下來，就會讓胰臟再也無法分泌胰島素。

如此一來，血糖值不只是吃完飯以後才上升，連空腹時也會上升，最後演變為第二型糖尿病。

事實上，糖尿病潛在族群極有可能因飯後高血糖，而引發動脈硬化、失智症或癌症等重症，實在不可輕忽。

4 Alpha 型腫瘤壞死因子，Tumor Necrosis Factor Alpha。雖具有抗病毒效果、阻止腫瘤發生，但也會引發敗血症、炎症等。

5 Resistin，最近的研究顯示，阻抗素的表現和肥胖所造成的發炎反應有關。

6 Adiponectin，由兩百四十四個胺基酸所組成，主要功能是調節能量代謝、改善胰島素阻抗及減緩動脈粥狀硬化。

2 脂肪細胞變肥，易引起高血壓

過度分泌胰島素也會引發其他健康方面的問題，例如高血壓。

有些人以為，胰島素似乎與高血壓完全扯不上關係，其實並非如此。當胰島素分泌過多，就會刺激交感神經，讓血壓升高。除此之外，脂肪細胞一旦變得肥胖，便會分泌脂肪細胞因子，促進血管收縮，讓血壓容易上升。

許多人在上了年紀以後，都有高血壓。這些族群平常須特別小心，否則隨時有可能出現腦中風或心臟病等。高血壓雖然可以靠藥物治療，不過，透過自我管控，如改善飲食或運動，也能夠降低藥劑用量，甚至讓血壓恢復平穩。

總而言之，解決高血壓最好的方法就是減肥，也就是消除內臟脂肪。

3

內臟脂肪與動脈硬化

其實，囤積內臟脂肪與動脈硬化也有極其密切的關係。

因為動脈一旦硬化，血管會收縮，阻礙血液流動，進而引發心肌梗塞或腦梗塞等疾病。嚴重的話，可能還會猝死。

話說回來，動脈硬化難道全是內臟脂肪惹的禍？

我在前文曾提到脂締素，脂締素雖然可預防發生糖尿病或動脈硬化。不過，當內臟脂肪越來越多，就會降低脂締素分泌量，提高動脈硬化發生的機率。

除此之外，在脂肪細胞因子中，還包含一個抗血栓溶解因子，稱為血漿蛋白原活化因子抑制物第一型[7]。

根據研究顯示，一旦內臟脂肪變多，就容易促進脂肪細胞因子分泌這項物質。而該物質一多，血液就容易凝結為血栓，引起動脈硬化等血管問題。

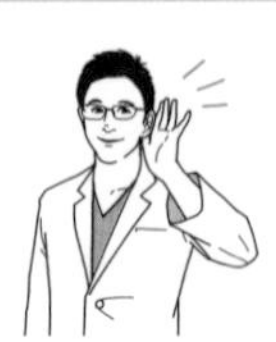

醫師悄悄話

比壞膽固醇更可怕的「超壞膽固醇」

壞膽固醇[8]的數值越高，罹患動脈硬化的風險就越大。

其實壞膽固醇也分各種尺寸。

例如，小型壞膽固醇[9]因為能夠穿透血管壁又容易氧化，所以有「超壞膽固醇」之稱。

除非特殊場合，否則，小型壞膽固醇很難透過檢查或看診找出端倪。

唯一可以確定的是，只要血液中的中性脂肪[10]升高，小型壞膽固醇就會隨著增加。由此可知，罹患代謝症候群的人之所以中性脂肪較高，都是超壞膽固醇惹的禍。

7 plasminogen activator inhibitor-1，簡稱PAI-1。

8 low-density lipoprotein，簡稱LDL。將膽固醇從肝臟帶至身體各個有需要的部位。

9 Small dense LDL，簡稱sdLDL。除了體積小、易氧化、體內滯留時間長，肝臟難以代謝。

10 人體內的一種脂肪，當熱量沒消耗就會轉換成中性脂肪存於皮下。

癌症，可能都是內臟脂肪引起的

也許各位讀者不相信內臟脂肪竟然可能引起癌症。

但事實上，國際癌症研究機構[11]曾經針對四萬多人進行一項調查，結果證明內臟脂肪確實與罹癌有關。

內臟脂肪可能引發的癌症多達十種，如大腸癌、食道癌、胃癌、肝臟癌、膽囊癌、胰臟癌、子宮癌、卵巢癌、腎臟癌與乳癌等。換句話說，腰圍越寬的人，越有可能罹患癌症。

內臟脂肪之所以引起癌症，是因為內臟脂肪會釋放各種發炎物質，讓身體在不知不覺中產生慢性發炎，於是罹癌人數增加。

內臟脂肪中，有一項物質近年受各界矚目，那就是鹼性纖維母細胞生長因子[12]。研究證明該物質極有可能引發癌症[13]。

其實，越胖越容易罹癌，在美國已經成為一種共識。

美國國立衛生研究院曾有報告指出：「在所有罹癌的風險中，減肥已經超過禁菸，成為最容易控管的因素。」

由此可見，預防癌症的關鍵之一，就是擊退內臟脂肪。

---

11 International Agency for Research on Cancer，簡稱 IARC。世界衛生組織下屬的一個跨政府機構。

12 Fibroblast growth factor-2，簡稱 FGF2，為主要造成血管新生的物質。

13 當纖維細胞生長因子跟另一項物質結合時，就能創造出新的血管，導致淋巴增生，使得癌細胞更加速的轉移。

罹患失智症機率高三倍

其實，失智症跟內臟脂肪多寡也有關係。

美國某研究曾經指出，挺著肥胖肚子的中年人隨著年紀增長，罹患阿茲海默症的風險比一般人高出三倍。另外，針對亞洲人所進行的調查也顯示，有代謝症候群的人出現輕度痴呆機率為正常人的一．四六倍。

那是因為內臟脂肪過多而有代謝症候群的人，容易引起動脈硬化、腦中風或腦溢血等重病，而導致腦部痴呆。

除此之外，胰島素雖然具有降低血糖、保護神經的功能。不過，患有代謝症候群的人因胰島素分泌失常，而無法發揮應有的保護機制，於是腦神經容易病變。更糟糕的是，長期高血糖會讓腦部的海馬體萎縮，造成記憶功能衰退。

若能在年輕時注意健康，避免罹患代謝症候群的話，除了能預防失智症，即使不幸出現痴呆症狀，也能降低病情帶來的影響。

由此可見，不想老年痴呆的話，就得努力消除內臟脂肪。

肚子變大，容易肩膀僵硬或腰痛

「奇怪，我沒做什麼運動，肩膀怎麼這麼緊啊？」

「不知怎麼搞得，最近老覺得腰痠……。」

大家是否偶爾會像這樣，突然覺得肩頸僵硬或腰痛？

其實，這些痠痛或許與內臟脂肪有關。

因為內臟脂肪多，肚子就大。為了維持平衡，身體就自然而然的向後仰。這種姿勢對於腰部或脊椎會造成傷害，長期下來便出現肩膀僵硬或者腰痛等毛病。除此之外，也容易顯老。

所以說，外表看起來年不年輕，與姿勢也有相當大的關係。只要凸著肚子、走路拖拖拉拉拉，看起來就像大叔、大嬸；挺直腰桿，則看起來年輕許多。

只要消除內臟脂肪，除了可舒緩身體的僵硬與痠痛以外，還具有回春功效。

想變瘦，你需要瘦素幫忙

當人體內的內臟脂肪變多時，人便無法控制食慾，這是因為瘦素（Leptin）的緣故。瘦素是一種由脂肪細胞釋放的荷爾蒙，當我們吃飽後，瘦素便會刺激位在大腦的飽食中樞，以抑制食慾。一般來說，只要內臟脂肪一多，身體會自然分泌瘦素，以維持適當的體重。不過，如果囤積過多內臟脂肪，腦部接收瘦素的能力就會變得遲鈍。因此，明明吃飽了卻還是想吃或嘴饞。

總而言之，過胖會讓我們克制不了想吃東西的衝動，因此陷入越吃越胖的惡性循環。不少肥胖者之所以控制不了自己的食慾，就是因為大腦無法敏銳接收瘦素訊息。在後文，我會介紹針對失控食慾所研創的瘦身法。

8 便祕或頻尿

不管男性或女性，不少人都有便祕的困擾。

比方說總覺得排便沒排乾淨，或者肚子脹而覺得不舒服等。

其實，有時候這些現象是因為肚子變大、物理性壓迫器官造成的結果。大腸、小腸雖然透過蠕動來消化或吸收食物，但需要足夠的空間才能夠進行。同理可證，膀胱只要受到壓迫，就容易頻尿。

半夜常跑廁所的人，說不定有內臟脂肪的問題。

除此之外，內臟脂肪也會影響血液循環，讓體溫變得更低而導致便祕（按：體溫低，人體會降低代謝率，腸胃蠕動也因此變慢，於是人開始便祕）。

9 提早出現老人味

人一到了中年，不只容易大肚子，還會有老人味。

最麻煩的是，這個味道身邊的人都聞得到，只有自己不知道。

例如，有些家庭的孩子，時不時大叫：「爸爸的枕頭好臭！」然而爸爸卻不覺得有異味。跟前文提到的症狀一樣，老人味也與內臟脂肪有關。

老人味來自於壬烯醛（Nonenal），不論頭、耳朵、後頸、前胸、腋下或背部等皮脂多的地方，都容易分泌壬烯醛，而這個成分可以透過血液中的脂肪（游離脂肪酸）自行分解。

前文曾說，內臟脂肪比皮下脂肪更容易消除。但若內臟脂肪增加，會讓血液中的脂質變多，進而提高壬烯醛的分泌量。此外，汗水的主要成分包括脂肪（含有壬烯醛）。體脂肪多的人容易出汗，所以肥胖者壬烯醛的分泌量比一般人來得高。

身體的味道決定別人對你的印象。雖然人年紀變大後，不分男女，都容易分泌壬烯醛，讓身體散發異味，但囤積內臟脂肪，會提早出現老人味，若不想在家裡或公司被冠上嗅覺騷擾（smell harassment）的惡名，就得努力消除內臟脂肪。

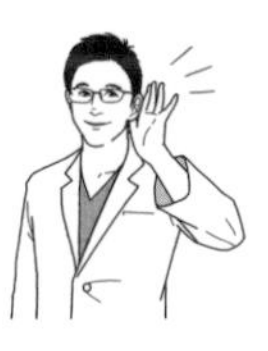

醫師悄悄話

四十歲以後要注意體味

有一種成分，叫做 9- 十六烯酸（9-Hexadecenoic Acid），會產生前面提到的壬烯醛（壬烯醛的成分，見下頁圖 1-1）。9- 十六烯酸是體內脂肪的產物，會隨著年齡增長而逐漸增加。這也代表，人年紀大了，壬烯醛的分泌量也越來越多。

壬烯醛的分泌量雖然因人而異。不過，一般說來，四十歲以後就有增加的趨勢。

本來年紀越大，壬烯醛就越多，如果內臟脂肪又肥滋滋的話，身體就更容易散發老人味（見左圖1-2）。

圖 1-1　壬烯醛的成分

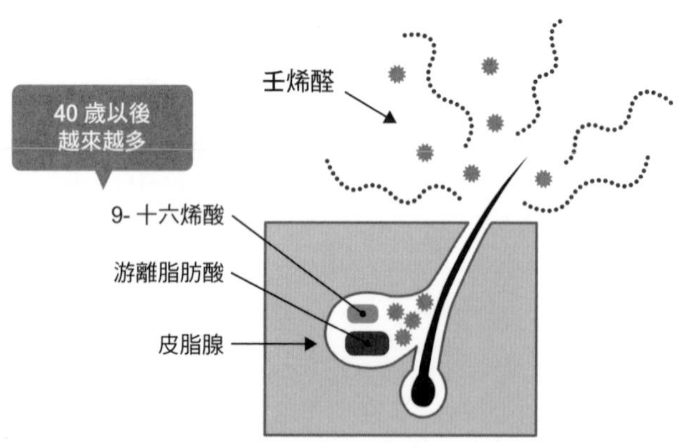

（資料來源）「內臟脂肪研究所 NAIBO」naibo.jp。

只要肚子消了，身上的味道就不會那麼明顯，說不定還能夠讓自己更受歡迎。

圖 1-2　壬烯醛的分界點

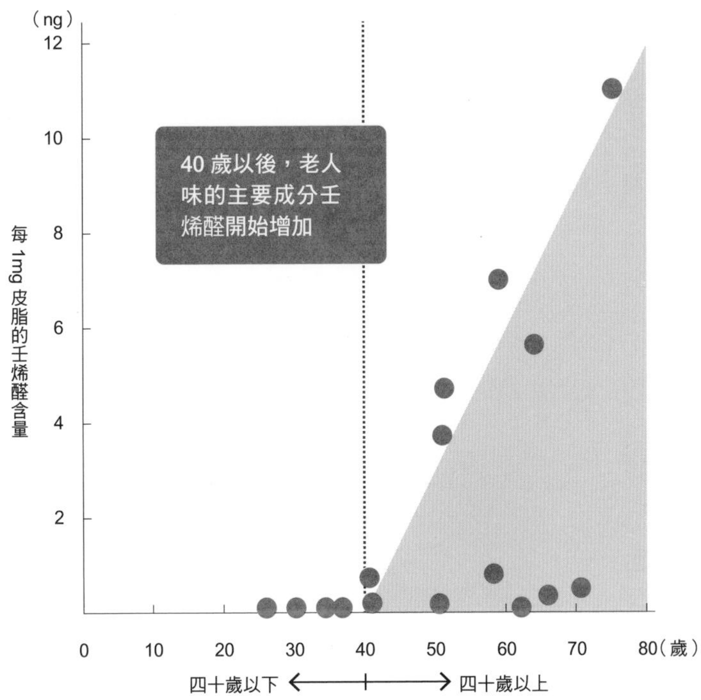

(資料來源) The Journal of Investigative Dermatology. Vol. 116, 4, 520-524, 2001 (改變)。

肚子大一寸，死亡率增兩倍

接下來要談的，可能會讓讀者感到害怕。研究報告顯示，內臟脂肪越多，越容易死亡。

美國的梅奧診所（Mayo Clinic）曾針對超過一萬兩千七百八十五名十八歲的成人進行一項調查。結果顯示，即使BMI值正常，但內臟脂肪肥厚者的死亡率超過正常人的兩倍以上。

其中，又以心血管疾病的死亡率高達二·七五倍。

這個事實提醒了我們，別因為「肚子只變大一點，不過體重不算重」，就掉以輕心。

前面我所介紹的文明病，都是因為內臟脂肪過多所引起。希望各位讀者能多加注重身體狀況，不累積內臟脂肪。我想如果因此讓壽命縮減，就得不償失了。

不論是為了自己或者愛你的人，都應該注意日常生活，避免囤積內臟脂肪。

那麼，到底怎麼做才能消除內臟脂肪？有什麼方法能簡單消除內臟脂肪？關於這些，下一個章節介紹的「池谷式減肥法」統統能找到答案。

內臟脂肪不僅讓身材變形、有損形象，還提升十大潛伏病因的風險。

第2章

甩掉內臟脂肪的超強招數，輕醣飲食

不要斷醣，要輕醣

我相信很多讀者看到這裡，都燃起雄心壯志，想著：「看我怎麼收拾這個大肚子！」或「我一定要瘦下來，讓大家羨慕我的好身材！」

不過，要怎麼做才能迅速的擊退內臟脂肪呢？

其實方法只有一種，就是減肥。重點不僅是消除內臟脂肪，而是全方位的減肥。或許有人會說：「如果減肥真的這麼容易，我就不會有這種煩惱了。」

別擔心，我接下來要介紹我自己研創的池谷式減肥法，不但輕鬆簡單、容易持續，還很適合受不了誘惑、越減越肥的族群。

說起來有一點老王賣瓜，但我敢說池谷式減肥法絕對功效神速，稱為「史上最強減肥法」也不為過。不僅如此，這套方法好處也很多，例如：

- 利用超商就能搞定三餐。
- 想吃甜食也無須忌口。
- 沒有飲酒限制，想喝就喝。
- 不怕聚餐或應酬。
- 能滿足口慾。
- 無須任何激烈運動。
- 讓你在日常生活中，就能輕鬆瘦。

我知道一定有讀者會想：「蛤？怎麼可能這樣就瘦下來？」

其實，只要繼續讀下去，你就知道這個減肥法，並非鼓勵大家毫無限制的享用甜點，或者想怎麼吃就怎麼吃。

我以為，減肥的關鍵不外乎持之以恆與養成習慣。

嚴格的飲食限制與激烈的運動，或許對減肥有一定的成效，卻不容易持久。而且，減肥中所有的壓力，最後都會反彈回來。

這也是我自己的切膚之痛。所以，我相信只要減肥的方法符合人性，無須忍耐或者吃苦，就有辦法持之以恆。

不少人喜歡給發胖找藉口，比方說沒時間減肥、應酬多……所以攝取的熱量總是超標，對於這樣的病人，醫生也不能不近人情的說：「都胖成這個樣子了，你不可以再吃甜點了。」、「在瘦下來以前，不准去外面用餐。」、「每天跑一個小時吧。」再說，如果病人都那麼聽話的話，世上就不會有胖子了。

除此之外，也常有病人跟醫生訴苦：「怎麼辦，我就是戒不了甜食。」、「我每天都很忙，怎麼有時間運動？」、「蛤，運動？不如殺了我比較快！」、「我應酬這麼多，總不能當著客人的面不吃不喝吧？」

而池谷式減肥法就是在這些五花八門的挑戰下，我絞盡腦汁與反覆演練後研發出來的。這套減肥法不僅幫助我成功瘦超過十五公斤，而且到現在我仍維持好身材，完全沒有復胖。因此，我很推薦想減肥的朋友嘗試這套方法。

關鍵不是體重，而是腰圍

真心減肥的第一個步驟就是訂定計畫。

當我們減肥時，一定是從內臟脂肪開始減，然後才是皮下脂肪。

我在前文曾說過，人很難甩掉皮下脂肪；但人體卻能三兩下消除內臟脂肪。有趣的是，在減重的過程中，並非內臟脂肪消除了以後，皮下脂肪才跟著不見，兩者其實是同時進行的。

另外，我們怎麼判定減肥大功告成了呢？其實那也是依身材而定的。

例如有些人看起來不胖，卻有個小肚子。對於這些人來說，只要肚子消了就算減肥成功。

當減肥出現一定成效以後，我們可以選擇維持苗條的樣子，或者進一步讓自己變得結實有型。

首先，請參照下頁圖 2-1 體重與腰圍確認表，記錄四週（約一個月）的身體變化，訂定適合自己的減肥計畫吧。當你開始記錄體重變化，能讓你更了解自己該怎麼做才瘦得下來。

池谷式減肥法的三大重點

以下三點是構成池谷式減肥法的重點：

- 調整飲食。
- 池谷式減肥操。
- 改善生活習慣。

圖 2-1　體重與腰圍確認表

☀…起床時　☾…就寢時

	1 週目	2 週目	3 週目	4 週目
一	☀ kg	☀ kg	☀ kg	☀ kg
	☾ kg	☾ kg	☾ kg	☾ kg
二	☀ kg	☀ kg	☀ kg	☀ kg
	☾ kg	☾ kg	☾ kg	☾ kg
三	☀ kg	☀ kg	☀ kg	☀ kg
	☾ kg	☾ kg	☾ kg	☾ kg
四	☀ kg	☀ kg	☀ kg	☀ kg
	☾ kg	☾ kg	☾ kg	☾ kg
五	☀ kg	☀ kg	☀ kg	☀ kg
	☾ kg	☾ kg	☾ kg	☾ kg
六	☀ kg	☀ kg	☀ kg	☀ kg
	☾ kg	☾ kg	☾ kg	☾ kg
日	☀ kg	☀ kg	☀ kg	☀ kg
	☾ kg	☾ kg	☾ kg	☾ kg

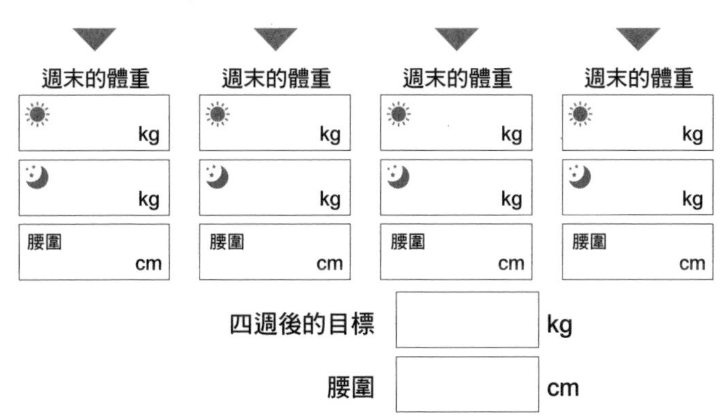

週末的體重	週末的體重	週末的體重	週末的體重
☀ kg	☀ kg	☀ kg	☀ kg
☾ kg	☾ kg	☾ kg	☾ kg
腰圍 cm	腰圍 cm	腰圍 cm	腰圍 cm

四週後的目標 ＿＿ kg

腰圍 ＿＿ cm

如果你的目標只是瘦下來，那麼九〇%的計畫都集中在調整飲食。若還想擁有好身材，那麼勤練池谷式減肥操，且改善生活習慣，不僅能夠提高新陳代謝，加速減肥的成效，輕鬆除去內臟脂肪，更能打造出健康、完美的身材。

接下來，先看一看要怎麼調整飲食。

透過輕醣控制飲食

不少人認為，減肥時不能碰碳水化合物，同時想：「怎麼可能熬得下去。」針對這個問題，我將池谷式減肥法中的飲食重點，以限制攝取醣類為主，提供各種輕醣飲食的方法，例如怎麼吃血糖最不容易飆升，或者聚餐後該怎麼將熱量歸零等。

更重要的是，不論那一種方法都極其簡單，沒有壓力，保證各位在不知不覺中瘦下來。

或許有人會問：「為什麼鎖定醣類呢？」那是因為現代人會胖，大多是因為醣類吃太多。因此，肥胖者只要限制醣類的攝取，就能有效消除內臟脂肪。總而言之，最有效率的減肥方法就是限制醣類的攝取量。

看到這裡，也許有人會進一步提問：「為什麼限制醣類的攝取就能瘦下來？」所謂醣類指米飯、麵包或麵食等主食，還有點心等甜食。例如地瓜或甜度較高的水果都有豐富的醣類（富含醣類的食品，見下頁圖2-2）。只要攝取過多，體內的血糖就會立刻升高。胰臟會在這時，釋放胰島素，促使肝臟、肌肉或脂肪細胞等攝取血液中的糖分。

醣類（葡萄糖）在進入人體以後，除了直接轉化為熱量以外，也會變成肝醣（glycogen）或中性脂肪儲存起來，維持我們的生命所需。

一旦攝取太多醣類，醣就會轉化為中性脂肪囤積在體內。這些囤積下來的脂肪，就是內臟脂肪或皮下脂肪。換句話說，只要攝取與消耗的熱量取得平衡，就不會有肥胖的問題。

圖 2-2　富含醣類的食品

減肥咒語（吃飯前默唸一遍）：
「減少米飯、麵食、麵包、甘藷、水果與點心的攝取量。」

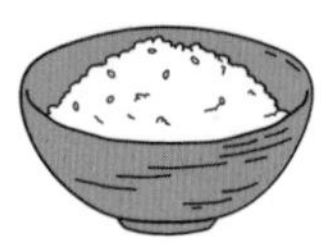
白飯

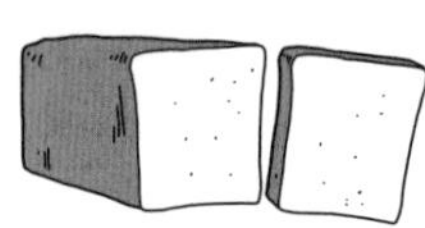
麵包

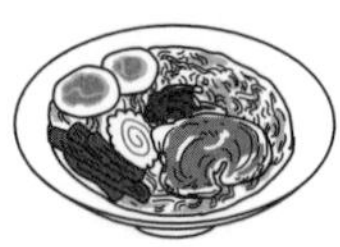
拉麵

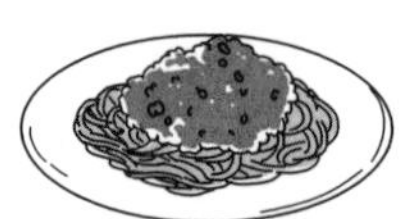
義大利麵

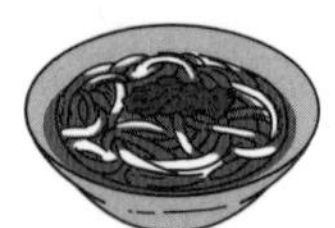
烏龍麵

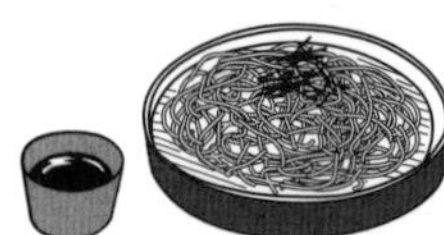
蕎麥麵

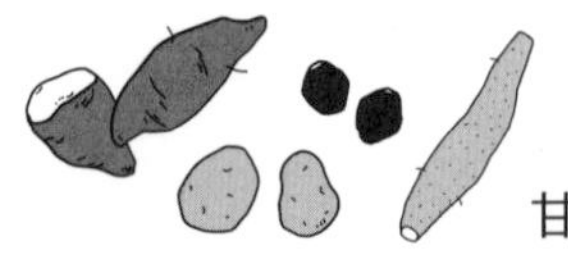
甘藷類

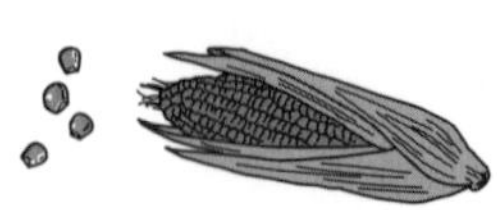
玉米

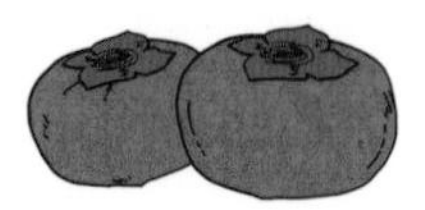
柿子等水果

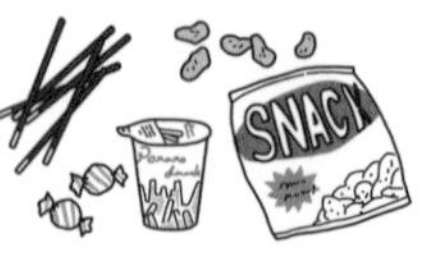

糕餅、零食類

來找我減重的病人都有一個共通點，那就是非常喜歡吃米飯或麵包。

當我們攝取太多糖分，體內的熱量就會過剩，促進胰島素大量分泌，讓脂肪越堆越多，然後身體開始發胖。因此，胰島素又叫做「肥胖荷爾蒙」。

預防發胖的訣竅，在於不讓身體釋放多餘的胰島素。換句話說，就是懂得怎麼吃，避免血糖飆升。

池谷式減肥法以輕醣飲食為基礎，懂得如何吃，避免血糖飆升，便能迅速擊退內臟脂肪。

多醣、斷醣都傷心

輕醣飲食法的好處絕對超乎讀者想像。

首先是不用計算卡路里。只要將平常吃的主食（飯、麵等）減半，就能夠防止血糖飆升，有效抑制胰島素的分泌。這時，可以多吃一點菜來填飽肚子，這麼一來就不會覺得有吃沒有飽了。

其實，甩掉內臟脂肪時，最怕餓肚子。所以，只要能夠正常飲食，就不怕半途而廢。

除此之外，輕醣飲食法對於外食族來說，很容易實踐。即使是便利商店販售的食品，只要掌握一些原則，也買得到醣類較低的餐點。

在家裡用餐的話，不妨以蔬菜或魚、肉等副菜為主，少吃一點米飯、麵食或麵包等主食。這樣就無須為了另外準備減肥餐，而傷腦筋了。

除此之外，池谷式減肥法連點心或小酌都無須忌口。事實上，即使我吃點心又喝酒，靠這個飲食訣竅，仍成功減重下來。而且我也幫助不少病人用輕醣飲食法順利瘦下來。

有人會想，既然限制醣類攝取這麼有效，為什麼是輕醣，而非「斷醣」？

我極其反對這種極端的節食方法。

因為葡萄糖是維持人體運作與大腦思考的必要熱量之一，長期斷絕攝取醣類，不僅對身體的傷害極大，更有研究報告指出，這麼做會提高死亡率與引發心臟病的機率。

除此之外，若完全不碰醣類，身體會因缺乏熱量，而感到虛弱無力，整個人都很沒幹勁。

我自己曾試過斷醣減肥法，當時因為攝取的熱量太少，讓自己變得又乾又瘦，像個老頭似的。因此，我奉勸各位絕對不要嘗試這個方法。

醣類對於人體極其重要，不可多也不可少，重點在於懂得如何攝取。

接下來，我會簡單介紹輕醣飲食的五大基本準則。

斷醣飲食有害健康，絕不可輕易嘗試。減肥的關鍵在於懂得如何攝取醣類。

2 早餐不吃主食，補充蛋白質

首先，第一個目標是將現在攝取的醣類減半。

光是這個簡單的小動作，就能讓你輕鬆瘦。當然，直接減半每天吃的米飯或麵包的分量，是最簡單的方式。不過，這種方法可能不適用於午餐或晚餐。

例如，中午時，公司團訂便當；晚上要招待客戶，或與朋友聚餐……這些時候很難將主食分量減半。

不過，換個角度想，如果早餐吃得太飽，就會壓縮一天攝取的總熱量。為了避免上述這些無法少吃醣類的狀況，我覺得最好的方法就是早餐不吃主食。

我的意思不是不吃早餐，而是要聰明的吃。例如，早上控制飲食，只吃基本需要的醣量，然後大量補充容易缺乏的膳食纖維、維他命與礦物質。同時，吃一些優質的蛋白質等。

早餐不吃主食，那麼就不會攝取太多熱量。這麼一來，若遇到午餐或晚餐的分量較多，或沒有辦法少吃主食時，透過醣類控管一天攝取的總熱量，能提高減肥的成效。

以我自己為例，我的早餐沒有米飯或麵包，而是由一杯現榨果汁、優酪乳加蒸黑豆組成。關於我是怎麼吃的，我會在後面章節（見一一七頁）另外說明。

每餐醣類減半，早餐只攝取基本量。透過控管一天的總攝取量，讓減肥更有人性。

醫師悄悄話

主食的最佳替代品

主食減半的分量，必須透過維他命、礦物質、蛋白質與膳食纖維等補充回來。多吃蔬菜、魚類、肉類、大豆製品、海藻與菇類等，不僅有助於營養均衡，而且有飽足感，不容易餓。

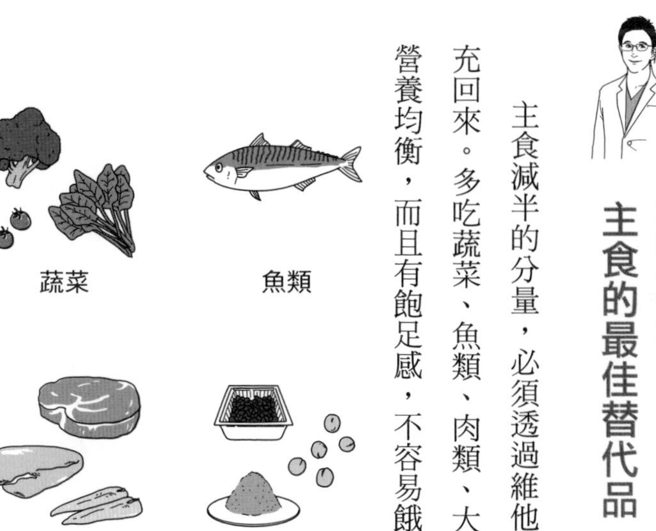

比胖更可怕的肌少型肥胖

輕醣飲食成功的關鍵在於「正常吃」。從米飯或麵包等主食中減少攝取的醣類，必須靠蔬菜、魚、肉等蛋白質補充。

換句話說，減肥最怕過度節食。

當我們因為減肥，一下子不吃不喝，整天與飢餓纏鬥的話，反而容易增加壓力而無法持續。此外，過度節食還會造成嚴重的問題——蛋白質不足。

人體若缺乏蛋白質，就會讓肌肉變為贅肉。

節食雖然可以除去多餘的脂肪，讓體重減輕，相反的也會讓肌肉流失，降低新陳代謝，影響身體機能。

如果從完全不吃到恢復原來的飲食，就會瘦了肌肉，胖了內臟脂肪。這個時候，身體沒有足夠的肌肉能消耗熱量，會很快的胖回來。

其實，我三十幾歲時罹患代謝症候群，就是復胖的緣故。我三十歲結婚，當時我不像過去還在念書一樣，每天動來動去的，所以開始發胖。

我記得婚禮的前兩個月，老婆和閨蜜有一個飯局，她帶我去亮相。沒想到竟然有人跟我說：「嘿，你還滿有肉的嘛。」

我聽了以後，當下有如晴天霹靂，玻璃心碎了一地。於是，便痛下決心在婚禮以前剷除身上所有肥肉。因此，我就採取最激進的減肥法，強迫自己不吃不喝。結果，我在兩個月內成功減去十公斤。

我的努力雖然讓來參加我們婚禮的閨蜜們大吃一驚，但沒過多久，在我恢復原來的飲食習慣以後，就往代謝症候群的不歸路直奔而去，造就我人生史上最輝煌的體型。

更糟糕的是，我還因此搞壞身體。

如果為了減肥，而忽略身體健康，那就得不償失了。

減肥的重點在於攝取充分的蛋白質，以便製造肌肉，同時不過分節食。因為需要減的只有醣類而已。

不過話說回來，有些人因為身體狀況不能碰動物性蛋白質。例如慢性腎臟衰竭（Chronic kidney disease，簡稱ＣＫＧ）患者需要限制蛋白質的攝取量。其實，研究顯示大豆等植物性蛋白質，對於腎臟比較沒有負擔。有這類煩惱的人不妨諮詢主治醫師，避免蛋白質攝取不足。

缺乏肌肉就無法燃燒熱量，所以容易復胖。減肥時，務必攝取足夠的蛋白質。

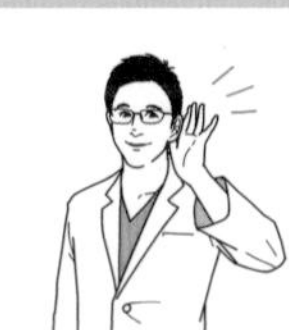

醫師悄悄話

比代謝症候群更可怕的肌少型肥胖

肌少型肥胖（Sarcopenic obesity），就是指全身部上下都是脂肪，沒有什麼肌肉。

而且這種類型的人比一般的肥胖者更容易患有文明病。

此外，這些族群的運動機能會因流失肌肉而越來越低，甚至影響日常生活。長久下來，就容易臥病在床或需要看護。

這就是為什麼肌少型肥胖比代謝症候群更可怕。

雖然這個症狀以老年人居多，但也可能出現在年輕人身上。

尤其是年輕女性喜歡胡亂減肥，不少女孩子看起來雖然不胖，卻屬於肌少型肥胖，全身都是肥肉。

先吃菜再吃飯，飲食順序會影響腰圍

用餐時，須注意吃的先後順序。

如果先吃醣類多的食物，血糖容易一下子上升。就像前文說過的，血糖飆升才是導致肥胖的原因，不過，問題當然沒這麼簡單。血糖飆升還會造成血管損傷，引發動脈硬化。

那麼，怎麼吃才能避免血糖一下子升高呢？

其實，膳食纖維能避免血糖飆升，只要是膳食纖維豐富的食材，都能夠抑制血糖急速上升。所以，用餐時最好先吃膳食纖維較多的食物，請參考左頁圖2-3。

膳食纖維又分為溶於水的「水溶性」與不溶於水的「非水溶性」兩種。其中，

圖 2-3　水溶性食物纖維豐富的食材

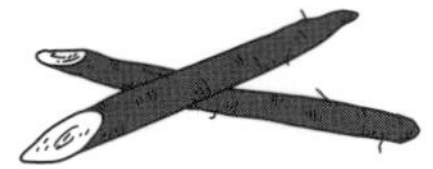
牛蒡

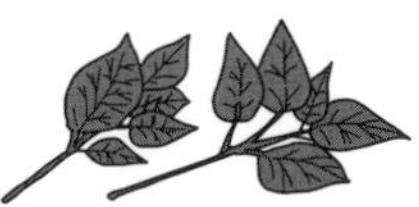
黃麻

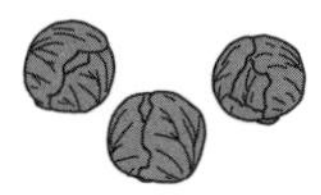
迷你高麗菜

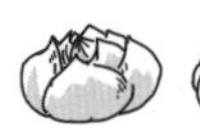
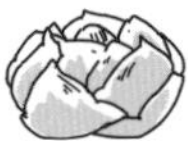
百合

埃及帝王菜

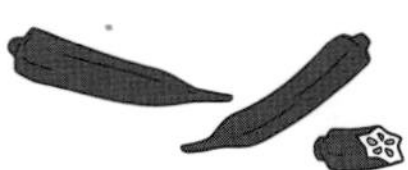
秋葵

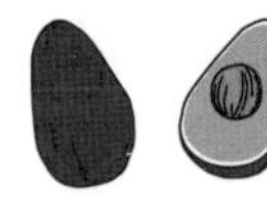
酪梨

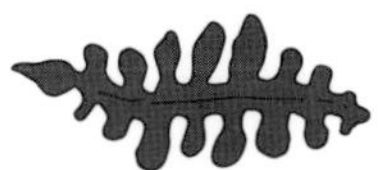
海帶

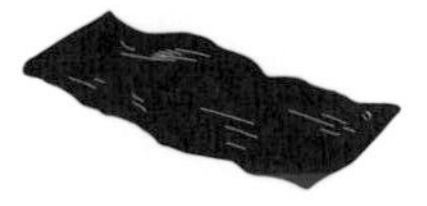
昆布

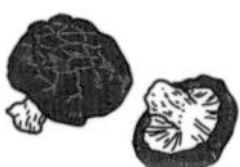
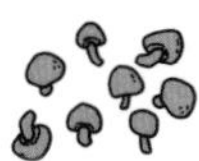
乾燥菇、
滑子菇

水溶性膳食纖維一進入腸胃，就會變成黏稠狀。

如此一來，接下來吃的碳水化合物就不容易消化，防止人體吸收太多醣類，有效預防餐後的血糖飆升。

海藻、蔬菜或水果都含有豐富的水溶性膳食纖維。

我建議用餐時，掌握蔬菜優先的原則，先從生菜沙拉或蔬菜湯吃比較好。

5

吃太快，大腦就不知道你飽了

血糖之所以會飆升，其實與吃的速度也有相當大的關係。即使攝取的血糖量相同，吃飯速度快的人，當然血糖也容易上升。

除此之外，吃飯習慣狼吞虎嚥的人也容易讓自己吃太多。

我們吃完飯以後，血糖開始上升。大腦的飽食中樞偵測到這個變化時，便告訴身體：「好了，不用再吃了。」然而，大腦要花約十五分鐘，才能偵測出血糖是否上升。

因此，狼吞虎嚥的人常常在身體尚未接收飽食訊號之前，就吃一大堆了。

我想每個人都會有忙到不可開交的時候，不過再怎麼忙都應該細嚼慢嚥，避免吃太快。

研究顯示咀嚼能夠刺激飽食中樞，用餐的時候至少花十五分鐘慢慢吃。

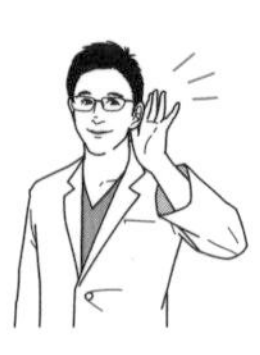

醫師悄悄話

不容易餓的神奇飲食法

懂得怎麼吃，除了讓血糖不容易飆升，還有一個好處，就是「比較不容易餓」。

當血糖突然上升，身體便努力釋放胰島素來吸收糖分。這個時候反而會讓血糖急速下降。

當我們覺得餓，就表示血糖已經下降。如果只是低血糖的話還好，血糖由高變低的落差，正是肌餓的主因之一。

我想各位一定有過這樣的經驗，例如：「中午明明吃了一大盤義大利麵，過沒幾個小時就餓……」、「我知道今天沒時間吃午飯，早餐特地吃飽一點。沒想到一下子就餓了。」

這些反應都可能是血糖降得太快所引起。反過來說，只要避免血糖急速下降，就不會動不動就餓。

過去，我還是胖子時，早餐總是準備得很豐盛。

那個時候，我常常忙到沒時間吃午餐，一到晚上就餓的前胸貼後背。所以，不管是早餐還是晚餐都是狼吞虎嚥的吃。

可以想像我當時的血糖多麼不穩定，就像雲霄飛車那樣，總是忽上忽下的。

自從我懂得怎麼吃以後，血糖不再像以前那樣突然上升，也不會餓過頭，更不會控制不住的狂吃。

與其每天跟食慾做拉鋸戰，倒不如用一些技巧抑制食慾，讓自己聰明的吃，輕鬆的瘦。

讓人不自覺吃進肚的富醣食品

輕醣飲食有一個意外的盲點，那就是人們會在無意間攝取過多醣類，也就是隱藏性醣類。

不少人會懷疑：「我明明沒碰醣類，但就是瘦不下來。」不過，經過仔細詢問，就發現其實他們在不知不覺中，已經吃了不少含有醣類的食物。

其實除了米飯、麵包等主食或糕點以外，不少食材都是醣類一族。例如，蔬菜中，除了馬鈴薯或番薯等甘藷類以外，就連蓮藕、南瓜以及皇帝豆也富有醣（見下頁圖 2-4）。

另外，水果中的香蕉、葡萄、蜜桃、水梨或柿子等，也都是醣類較高的食材。

圖 2-4　除了主食或糕點，富含醣類的食品

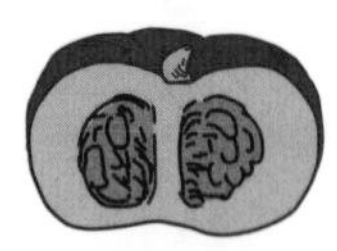

南瓜

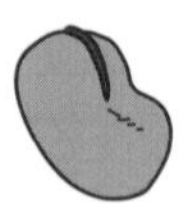
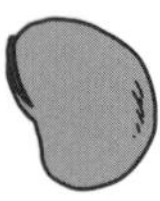

蠶豆

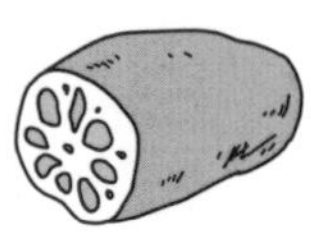

蓮藕

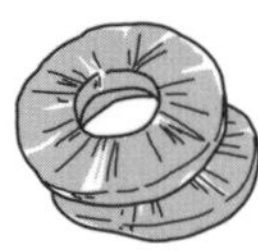
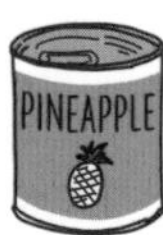

鳳梨等
水果罐頭

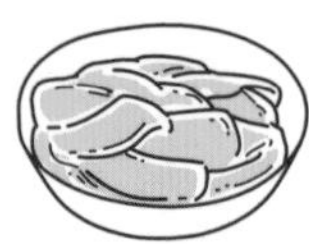

葛粉條

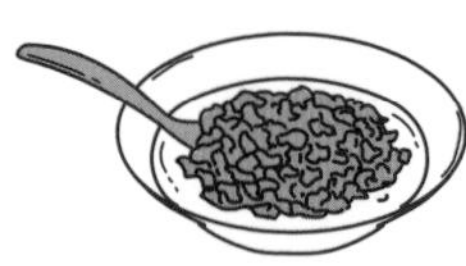

麥片

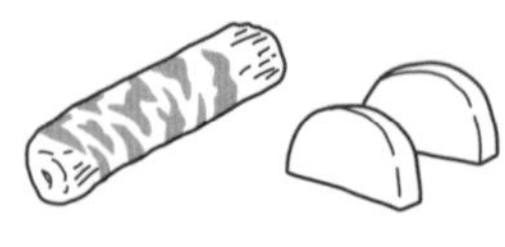

黑輪或魚
板等魚肉
加工品

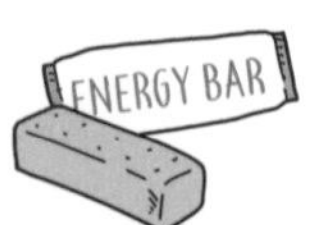

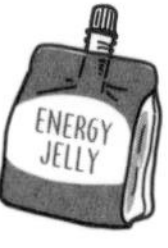

營養輔助食品
（營養棒、
能量棒與
果凍等）

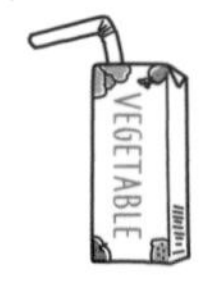

蔬果汁

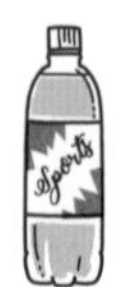

運動飲料

更別說那些浸泡在果糖中的水果罐頭了。

除此之外，運動飲料或者市面上的蔬果汁等的醣類含量也不少，飲用時須特別注意。

在這些醣類地雷中，調味料也是容易誤觸的一種。

例如豬排醬、番茄醬、蠔油醬、味醂或者沙拉醬等，醣類所占的比例都不低。添加的時候，務必記得適量。

本章的第二節至第六節，是輕醣飲食的五大基本準則。接下來，讓我來傳授如何持續輕醣飲食的獨家小撇步。

大豆飲食法，有效抑制血糖上升

要避免血糖急速上升，最好的方法就是先吃蔬菜。不過，若在外面用餐，可能很難實行這個方法。

我建議，這時不妨以豆類製品為優先——大豆飲食法。這是因為大豆有豐富的水溶性膳食纖維，可有效抑制血糖急速上升。

例如吃飯時，可以先喝味噌湯或吃納豆，也可以在湯裡放一些水煮的大豆。在外面用餐的話，豆漿則是最好的選擇。

雖然豆漿的水溶性膳食纖維相對沒那麼多，不過，吃飯以前先喝一杯豆漿，能夠利用大豆蛋白質抑制餐後血糖的飆升。同時，建議選擇純豆漿，而不是加糖的調製豆漿。

肉類、魚類或優酪乳中的蛋白質，可促進腸壁分泌一種被稱為 GLP-1[14]的荷爾蒙。GLP-1 能促使胰臟分泌胰島素，降低腸胃的蠕動，抑制身體吸收過多的醣類，還有刺激飽食中樞、控制食慾的功效。

善用食物纖維，抑制血糖急速上升。大豆飲食法能輕鬆避開醣類的地雷。

14 Glucagon-like peptide-1，昇糖素類似胜肽。能有效的控制血糖，又被稱為瘦身荷爾蒙。

8 讓人嘴饞的食物，下午兩點後再吃

甜膩可口的甜點、肥嫩多汁的漢堡與牛丼……雖然在減肥，但有時就是想吃一些高熱量或垃圾食物。

為了不讓自己最後因減肥壓力而暴飲暴食，聰明的吃就顯得相當重要。例如因嘴饞而想吃的東西，可以等到下午兩點到六點再吃。因為該時段「比較不容易胖」。

我們體內有一個基因叫做「BMAL1蛋白質[15]」，不僅與人體的生理時鐘有關，而且讓脂肪不容易分解、在體內囤積（見下頁圖2-5）。

最近已有研究找出BMAL1蛋白質在日常生活中的分泌變化。

15 腦與肌肉ARNT相似蛋白-1，brain and muscle ARNT-like protein 1。

圖 2-5 不容易吃胖的時段

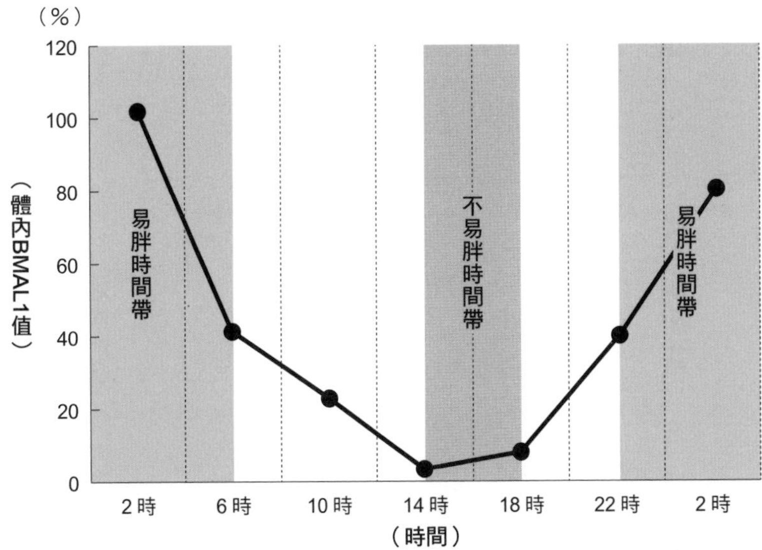

怎麼吃才不容易發胖？

◉ 避免在夜晚到早上，BMAL1 機能較強的時段進食。

◉ 選擇下午 2 點到 6 點，機能較弱的時段吃點心或用餐。

（資料來源）榛葉繁紀監修之「聰明選擇用餐時段！生理時鐘減肥法」。

如同上頁圖2-5，BMAL1蛋白質在夜晚的機能較強、白天較弱。而且低點落在下午兩點左右，直到六點又逐漸增強。

由此可知：

- 在BMAL1機能較強的夜晚到早上進食，就容易發胖。
- 選擇機能較弱的下午兩點到六點，比較不會胖。

我通常在下午兩點吃午餐，三點左右再吃一些我最喜歡的甜點。再加上因為看診的關係，我通常要晚上八點過後才有時間吃晚餐。晚餐會這麼晚吃，是因為工作影響，所以，我減少早餐的分量，來平衡一整天的總熱量。除此之外，也是配合BMAL1分泌的緣故。

我相信各位只要稍微注意BMAL1蛋白質的特性，長期下來一定會看得到減重的成效。

9 史上最強減肥早餐，過午也不餓

我每天早上習慣喝一杯現榨蔬果汁，還有優酪乳撒上蒸大豆或黑豆，再加上咖啡。當然，優酪乳與咖啡都不加糖（見下頁圖2-6）。

蔬果汁以幾種當季的水果或蔬菜為主，再加入一小匙特級初榨橄欖油（Extra virgin olive oil），提高體內的抗氧機能，幫助脂溶性維他命的吸收。

這個減肥早餐的好處是方便省事，而且能夠補充維他命、礦物質、膳食纖維或蛋白質等，容易攝取不足的營養素。而且能平穩血糖，因此到了中午，也不會覺得非常餓。以我來說，常常從早上九點忙到下午兩點，這段期間也不覺得餓。

相反的，如果我早上只吃一片吐司墊肚子，反而很快就餓了。

此外，因為我早上攝取熱量不多，所以，中餐或晚餐就能多吃一點。例如出席研討會時，主辦單位提供的便當，青菜少、肉很多；臨時在外面用餐，也都吃牛丼等飯多的料理。只要懂得考慮熱量攝取量，晚餐就可以想吃什麼就吃什麼了。

自從我早餐採用這種吃法以後，不僅身體狀況變好，而且注意力也更加集中。

或許有人會想：「這樣怎麼吃得飽？」覺得分量不夠的人，不妨用鮭魚罐頭自製鮭魚醬，烤一片吐司並薄薄的塗上一層（作法見左頁圖 2-7），就不怕餓。而且，多做一點，不管當作點心或小菜，隨時能派上用場。

圖 2-6　史上最強減肥早餐

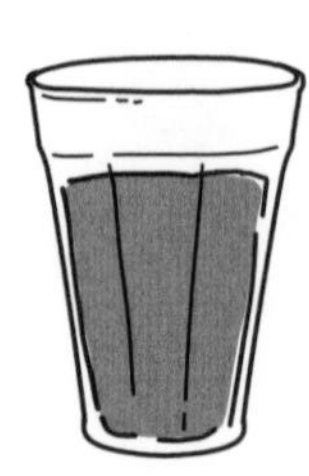
現榨果汁

無糖咖啡

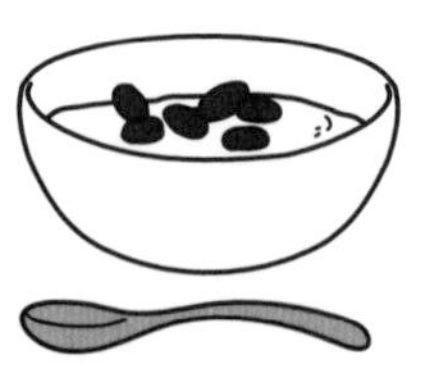
優酪乳撒上蒸黑豆

圖 2-7　鮭魚醬

◉ 材料（兩人份）
水煮鮭魚罐頭…一小罐（90g）、奶油起司…60g、鹽…少許、胡椒…少許

◉ 作法
鮭魚罐頭連同湯汁倒入容器裡，加入奶油起司、鹽與胡椒後，用叉子等壓碎後拌勻。
★吐司烘烤後，塗上鮭魚醬。

【POINT】
鮭魚罐頭的鮭魚含有豐富的 EPA，有清血的功效。另外，DHA 可活化大腦與神經細胞。奶油起司則有大量的蛋白質與維他命 A。

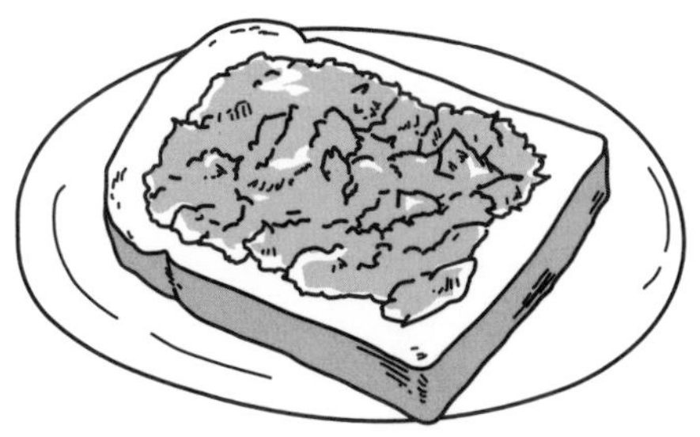

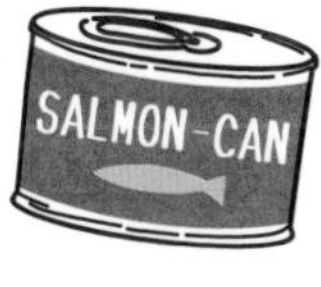

早餐能提高能量代謝，史上最強減肥早餐好吃又不易餓。

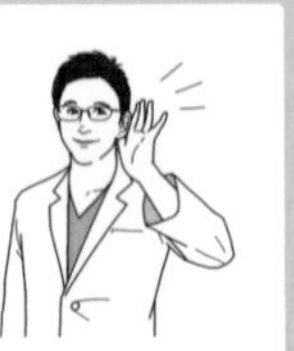

醫師悄悄話

不吃早餐反而胖——早餐的對與錯

有些人會想：「與其早餐吃少一點，不要吃更好。」

其實，不吃早餐反而容易發胖。

名古屋大學最近驗證了這個論點。該大學的研究小組將老鼠分成A、B兩組。在早餐時段，A組有餵養飼料，B組則不餵，隔四個小時以後，才給予飼料。以人類來說，就是分成早上八點吃早餐，與中午十二點才吃第一餐。

結果沒吃早餐的那一組，體脂肪增加，而且體重也比B組更重。會出現這種結果，是因為老鼠體內代謝能量的「時鐘基因」與「脂肪代謝基因」失常。

照理來說，老鼠活動時，體溫應該升高。不過，不吃早餐的那一組卻看不出來有這個現象。

換句話說，這個實驗證明：不吃早餐將導致生理時鐘失調，減少消耗身體的熱量。

長期以來，「吃早餐比較好？還是不吃比較好？」這個問題一直爭議不休。但根據研究報告顯示，吃早餐反而瘦得更快。

此外，跳過早餐，上午容易缺乏精神。也可能讓人在中午時不小心吃更多。

因此，想要減肥就不可以不吃早餐。反而應該利用早餐補充容易缺乏的膳食纖維、維他命或礦物質等營養素。不過，記得不要吃太多，為接下來兩餐留下熱量攝取額度。

超商食物這樣吃，方便兼顧健康

常有減重的病人跟我抱怨：「我最煩惱的，就是中午不知道該怎麼吃……。」做便當很麻煩，去外面吃又盡是一些高糖、高脂的菜色。

我認為，這個時候只能去便利商店了。

有些人覺得：「在便利商店買吃的，雖然方便，但不夠健康。」其實，最近的便利商店變化頗大，只要懂得挑選，還是能買到健康、低熱量的午餐。

因為我的時間有限，必須在下午看診前解決午餐，所以便利商店就是最方便的選擇。

一般說來，我都是買生菜沙拉，再加上一些魚或肉，如鮪魚、水煮蛋等蛋白質豐富的餐點。我挑選的重點，在於補充足夠的蔬菜與蛋白質。有時候我也會自己準備起司或者蒸大豆，搭配超商的餐點一起吃。冬天喝蔬菜湯，以替代生菜沙拉。

大致上，我午餐的蔬菜量（三百五十克）已經達到一天的攝取標準。蛋白質方面，我大多選擇生薑豬肉燒、雞肉沙拉或黑輪等。最近，超商的餐點菜色多又豐富，每天換著吃也吃不膩。

基於以下兩個理由，我中午盡可能不碰醣類。一是晚餐會吃的飯或麵，本身就是醣類，二是為了留一點熱量空間來吃甜點（關於這個部分，我會在後面章節另外說明）。

因此，即使我的午餐缺乏主食（少醣類），光是蛋白質與蔬菜就讓我吃得飽飽的，完全不會覺得沒吃飽或肚子餓。

其實只要花心思，去超商也能買到符合現代人需求的健康午餐（見左圖2-8）。

圖 2-8　我在超商會選擇輕醣餐點

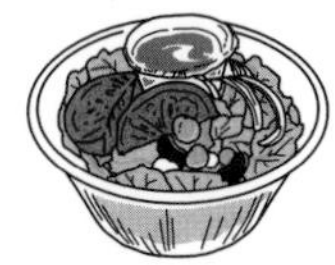
生菜沙拉

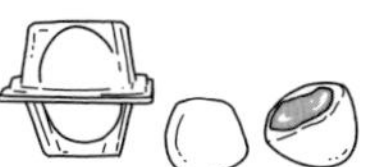
水煮蛋

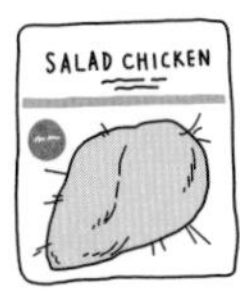

沙拉雞肉

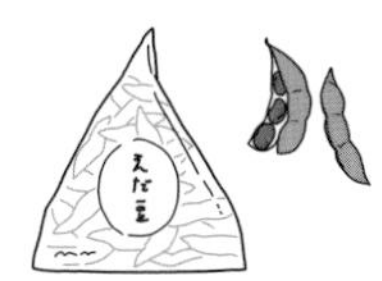

毛豆

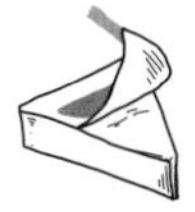
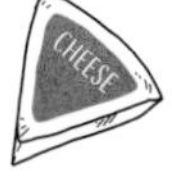

起司

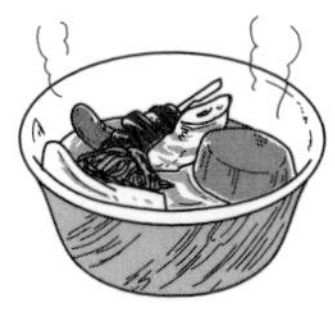
關東煮

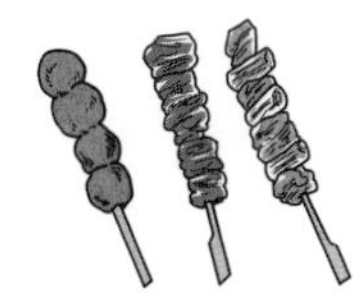
雞肉串燒

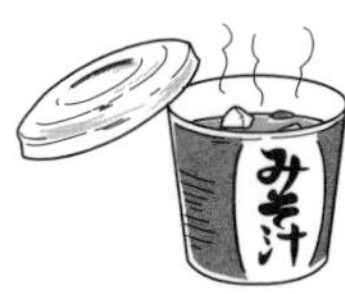

速食味噌湯
或法式清湯

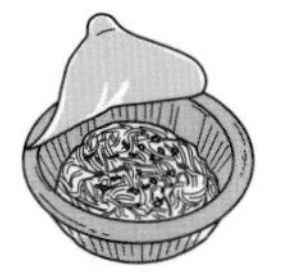
豆腐素麵

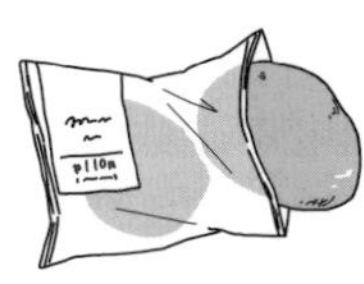
麩皮麵包

用晚餐來反推早、午餐能吃什麼

我在前文介紹史上最強的減肥早餐。不過，如果遇到晚上有重要的宴席，或者去吃天婦羅、壽喜燒之類高油、高脂的大餐時，光靠減少早餐分量並不夠，還須在午餐下功夫。

總而言之，透過全方位考量一整天的飲食均衡，從晚餐的分量來反推早餐與午餐該吃些什麼。

下頁圖2-9會介紹如何調整午餐菜單，來控制整天的熱量，我稱為「史上最強調整午餐」。

以上介紹的餐點搭配都不難買到，我相信上班族絕對適用。

圖 2-9　祕傳「史上最強調整午餐」

★糯麥咖哩湯

咖哩湯的醣類比一般咖哩來得低。其中，糯麥（參照第 143 頁）也可以用好吃又有嚼勁的蒸大豆來代替。

比起普通小麥粉做的咖哩速食包或咖哩飯，咖哩湯搭配糯麥的吃法，可以降低許多醣類的攝取。

★義式番茄大豆

蒸大豆淋上番茄醬，微波後就是香噴噴的「義式料理」。撒上一些起司又是另類披薩風。這道食譜美味可口又有料，吃了以後保證不餓。

★大豆冬粉湯＋雞肉沙拉

冬粉湯加蒸大豆，搭配超商的生菜沙拉與清蒸雞肉，保證營養均衡又有飽足感。

★生菜薑燒豬肉

超商的生菜沙拉澆上薑燒豬肉便利包就是一道佳餚。便利包的醬汁取代沙拉醬，讓生菜有不同的風味。此外，也可以再加一顆水煮蛋。

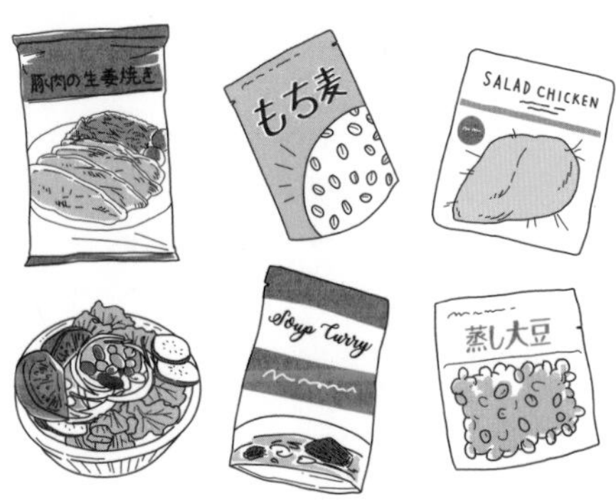

晚餐可以盡情吃，但須注意飲食順序

只要控制早午餐的分量，晚上就可以放心吃。

以我現在的晚餐來說，可以吃米飯、義大利麵或其他麵食，只要不過量就好。不過，我吃飯時仍遵守「飲食順序」，總是以蔬菜優先，先吃些生菜沙拉或喝湯，其次才吃魚、肉等主菜，最後才是米飯等。

晚餐的減肥訣竅，在於菜色的多樣化。

例如，晚餐選擇吃牛排，可以搭配一些溫性蔬菜（如薑、洋蔥、香菜等）、西洋菜（watercress）或乾煎香菇等，讓菜色看起來豐盛可口。

這種吃法營養均衡，且菜色多一點，能夠滿足視覺與口感。另外，最後的主食少吃一點，就能降低醣類的攝取。

只要記得米飯放在最後吃，就不怕自己吃太多。

最強早餐加調整午餐，晚餐就能吃米飯，且飯放最後，就不怕吃過量。

醫師悄悄話

私人菜單大公開

一般說來，我要等工作告一段落，差不多晚上八點左右，才有時間吃晚餐。

雖然因工作因素，我時不時要在外用餐。但還是在家裡吃，比較自在。我偶爾會自己下廚，不過更多時候，是在家裡享受太太的手藝。

如果晚餐走和風路線的話，大多是蔬菜、香菇或豆腐等兩、三項副菜，加上一道主菜。主菜大多以魚介類（魚類或貝類的總稱）為主，有時也會換成其他肉類。除此之外，還有料多味美的湯品或味噌湯。

我非常慶幸自己有一位賢內助，將我的飲食生活照顧得面面俱到。我吃飯的時候，習慣先吃蔬菜或喝湯，這樣子容易有飽足感。

米飯一定最後吃，而且用小茶碗盛飯，以免吃太多。

如果光是副菜就吃飽的話，就不吃米飯了。

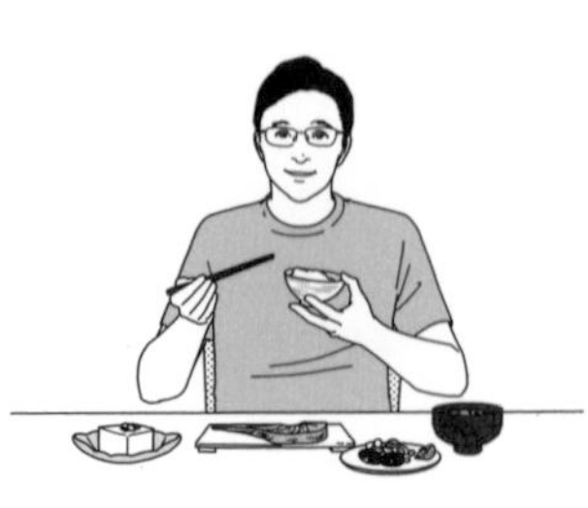

甜點配黑咖啡，幫助脂肪燃燒

幾乎所有人都以為想瘦就不能吃甜食。因為甜點高醣、高熱量，可說是減肥的頭號敵人。

但是，對於嗜甜如命的人而言，甜點連一口都不能吃，也是一種精神折磨，可能因此累積壓力。我對此深有感觸，因為我是一個甜黨。即使在減肥，我也戒不掉吃甜食的習慣。

我在減肥期間，不斷思考要怎麼做才能吃得到甜點，還能瘦下來？我左思右想，最後想出的概念，是預留量。

換句話說，就是調整一天的醣類攝取量。

以我自己來說，我在早、午餐少吃醣類，為甜點預留攝取醣類的空間。我在下午看診前，總是喝一杯黑咖啡，再加上一點餅乾、巧克力或羊羹。這簡直是我的幸福時光。

其實，這種吃法也是為了配合BMAL1蛋白質的特性。

我前面說過，下午的兩點到六點是人體最不容易囤積脂肪的時段。除此之外，黑咖啡或茶的醣類極低。其中的咖啡因與兒茶素（Catechin，參照第一三八頁）具有燃燒脂肪的效果。

最近幾年，我最常吃而且效果絕佳的減肥點心，就是優酪乳加蒸黑豆。

這個點心準備起來簡單省事，只要買一包蒸黑豆灑在優酪乳上，就大功告成了。這個組合雖然簡單，卻輕醣、高蛋白質，而且富有水溶性膳食纖維。可以說是史上最強的減肥餐。

當然用一般的大豆也無不可，不過黑豆含有一種名為花色素苷（Anthocyanin）的多酚（polyphenol），具有抗老功能。

喜歡吃甜的人，可以選擇加糖優酪乳，或淋上一點蜂蜜。這道點心與其他甜點或者冰淇淋相比，醣類的成分更低，又有一切減肥所需的營養素。

基本上，只要掌握以下四大原則，即使在減肥，也能享受甜食的樂趣：

- 預留甜食的分量。
- 在下午兩點到六點之間吃。
- 搭配黑咖啡或茶，幫助脂肪燃燒。
- 優酪乳加蒸黑豆，美味可口輕鬆瘦。

喝不胖的飲酒準則

常有病人問我：「想讓肚子消風，是不是就不能喝啤酒？」

我想對於不少日本人來說，忙了一天後，回到家坐在餐桌上或泡完澡，來一杯啤酒，是每天的小確幸。

有肚子的人雖然喜歡自嘲有啤酒肚。其實，喝酒與內臟脂肪沒有什麼關係。酒的卡路里又稱為空熱量（empty calorie），很快就能代謝掉。不少人在意酒的熱量，其實酒的醣類與米飯或甜食是兩回事。

喝酒之所以會讓人發胖，其實是下酒菜惹的禍。或許這個比喻不太恰當，但一般來說，酒精中毒的人都不胖。因為他們根本不吃小菜，只是猛灌酒而已。

多數人喝酒，喜歡配下酒菜。例如，喝啤酒就特別想吃炸雞或薯條等油膩食物。甚至有一些日本人在喝完酒後，習慣再吃一碗拉麵。

只要避開熱量太高的下酒菜，不管是啤酒或者葡萄酒都可以喝。下圖 2-10 是我整理出常見

圖 2-10 酒的適飲量

BEER
啤酒
中瓶一瓶
日本酒
一盅
燒酒
半瓶多
Wine
葡萄酒
兩杯
威士忌
二盎司
白蘭地
二盎司

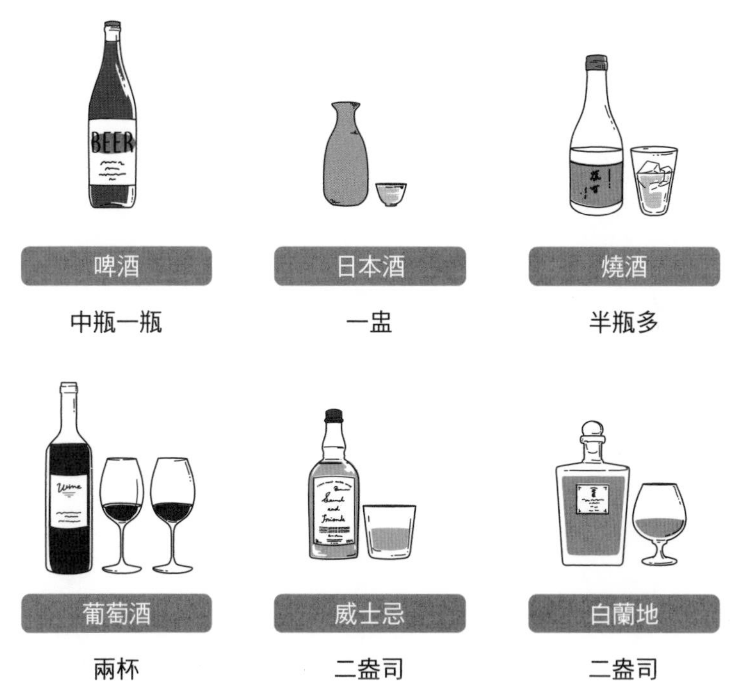

＊女性的適飲量減半。
（資料來源）日本高血壓學會之「高血壓治療指南」。

酒類適飲量，讀者可參考。

例如日本酒的醣類含量雖然較高，只要搭配魷魚乾或者蔬菜棒，就不會胖得太離譜。其他像是毛豆、起司或者串燒雞肉也是不錯的選擇。

不過，串燒雞肉最好選擇沾鹽的清淡口味，而不是醬汁。而且記得不要吃雞皮（雞皮是脂肪，熱量高）。

當然，我並不是鼓勵各位「愛喝多少，就喝多少」。享受小酌的樂趣，還是需要適量。只要不是喝太多，而且一週空出一天，讓肝臟好好的休息，喝酒就不會成為負擔。

利用預留量，來享受下午茶的樂趣，注意適量與下酒菜就不怕喝胖。

第 3 章

超級食物，跟內臟脂肪說掰掰

兒茶素——每天喝就能消耗熱量

在這個章節裡，我會介紹一些能擊退內臟脂肪的超級食物，以及有效抑制熱量的食材。

首先出場的減肥幫手是兒茶素，這是一種綠茶特有的植物性多酚。研究顯示，因為兒茶素的酵素能有效刺激脂肪分解與消耗，提高脂肪的代謝功能，消除內臟脂肪。所以，稍微肥滿的人只要每天攝取兒茶素，便能有效降低內臟脂肪（有關兒茶素與內臟脂肪之間的變化，見下頁圖3-1）。

另外，每天攝取兒茶素五百四十毫克，能幫助我們消耗一百卡路里（等於慢跑十分鐘）。

圖 3-1　兒茶素的消脂功效

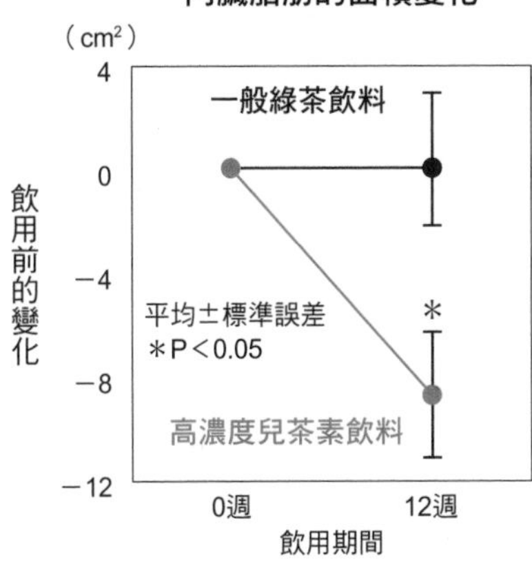

內臟脂肪面積減 9.0cm²

＊將 80 名實驗者分為 A、B 兩組。其中，男性 43 名，女性 37 名。實驗時，A 組（39 名）飲用高濃度兒茶素飲料，B 組（41 名）飲用一般茶飲。其他飲食型態或運動量等與日常生活無異。上表為一天飲用一瓶，12 週後的實驗結果。

（資料來源）參考土田隆等之 Prog. Med., 22, 2189, 2203, 2202 編制而成。

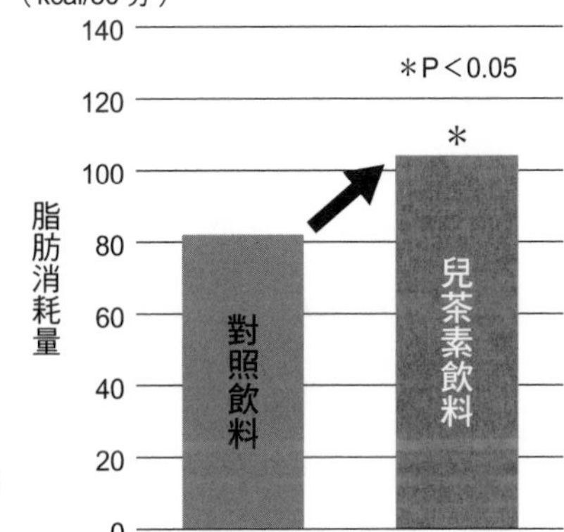

＊ 14 名健康成人每日飲用一瓶高濃度兒茶素飲料（兒茶素 570mg）與普通飲料（兒茶素 0mg），並比較 8 週。表中為實驗者步行時的吐氣分析（每週步行 3 次，每次 30 分鐘）。數據採平均值。

（資料來源）參考 J. Health Sd., 51, 233-236（2005）編制而成。

綠茶與抹茶都有豐富的兒茶素，雖然烏龍茶或紅茶也有，但含量較少；麥茶則完全沒有兒茶素。

近年來，市面上推出不少標榜兒茶素的飲料，都是減肥的不錯選項。

我自從開始鍛鍊身體，便非常注意攝取兒茶素。

當時的我成功減重後，打算挑戰打造結實健美的體格。我變瘦時，體脂肪是一一．七％。雖然跟最初的身材相比，現在顯得苗條許多，不過我希望體脂肪能再降低一些。

各位知道嗎？運動員的體脂肪幾乎都是個位數。

可是，體脂肪一一．七％已經算很低了，即使我努力健身、注意飲食、充分攝取蛋白質，體脂肪絲毫沒有改變，我沒想到減少一％體脂肪比登天還難。

就在我失去信心，心想：「唉，我最多就是這樣了吧。」時，偶然得知兒茶素的功效，帶著姑且一試的心情，開始攝取兒茶素。

首先，我在鍛鍊的時候不再喝水，只喝含有兒茶素的飲料。打高爾夫球時，也準備含有兒茶素的運動飲料。

不過要注意的是，大部分運動飲料含有大量的糖分。不少人將運動飲料當水喝，結果喝出糖尿病。除此之外，運動飲料會讓血糖升高，想減肥的人最好盡量避免。

在我喝了一個月的兒茶素飲料以後，體脂肪終於降到一〇·六%。

這個成績並非全是兒茶素的功效。不過，就在我幾乎想要放棄時，把兒茶素當輔助，然後持續運動，竟然因此突破瓶頸，真的是振奮人心。

我覺得兒茶素的好處，是只要每天

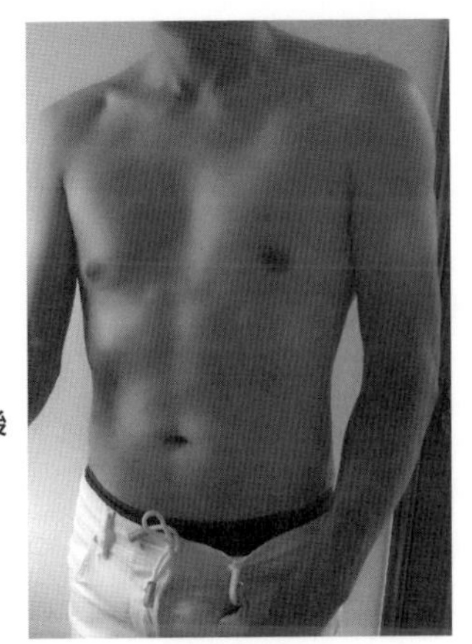

2018 年 8 月
體脂肪 11.7%

一個月以後

2018 年 9 月
體脂肪 10.6%

喝，就能在日常生活中促進熱量的代謝。這個減肥法特別適合生活節奏忙碌，或者身體虛弱等不方便運動的人。

每天喝能擊退內臟脂肪的超級食物——兒茶素，就能幫助身體消耗熱量。

2 糯麥——膳食纖維豐富、熱量低

最近健康食物中出現一位新秀，那就是糯麥。糯麥屬於大麥的一種，有豐富的鈣質、鐵、鉀、維他命B_1與蛋白質等人體所需的各種營養素。

糯麥最大的優點在於膳食纖維極其豐富，竟然是白飯的二十五倍。

其中，最受矚目的還是水溶性膳食纖維「β-葡聚糖」（β-glucan）。這個物質能抑制糖分或脂肪的吸收，而且能促進大腸中的益生菌增生。

除此之外，糯麥香軟中帶有嚼勁，相當好吃。糯麥不僅口感佳，而且膳食纖維豐富、容易有飽足感。最重要的是，熱量只有白飯的一半。

糯麥膳食不但含有豐富纖維、有飽足感，而且熱量只有白飯的一半。

醫師悄悄話

糯麥就該這麼吃

糯麥的吃法簡單，與白米一起炊煮即可。

可依照個人喜好添加分量，不過，若是第一次吃到這個食材，不妨這樣搭配：一杯白米加上五十克糯麥。

等到吃習慣糯麥後，白米跟糯麥的比例可改為一比一。

而我自己的吃法是，做糯麥湯——準備糯麥即食調理包，只要加熱水馬上就能享用。因為吃法簡單方便，所以我午餐常常吃糯麥湯。

除此之外，也可以選擇煮熟的糯麥，然後買湯或沙拉、優酪乳等一起吃，非常簡單省事。

花椰菜──減肥的最佳食材

我家的餐桌上，幾乎每天都會出現花椰菜料理。

花椰菜只要經過汆燙，就可上桌，不管是作為主菜擺盤，或放在沙拉、湯品裡，都很好用。

事實上，花椰菜是蔬菜中最棒的減肥食材。

花椰菜口感好，且含有豐富的膳食纖維，容易有飽足感。例如，當我們為了減肥而不吃主食，卻又覺得沒吃飽時，花椰菜就能夠填一填肚子。

花椰菜的營養價值極高，甚至被譽為蔬菜之王。除了維他命C、維他命E、維他命K等營養素以外，花椰菜還有豐富的葉酸、鉀、鎂、酵素與植化素等。

其中，又以萊菔硫烷（Sulforaphane）最受矚目。研究報告顯示，萊菔硫烷在抗氧化與抗發炎方面的功效極佳，可預防癌症的發生。

而剛長出來的花椰菜苗所含的萊菔硫烷濃度更高。花椰菜苗可以生吃，直接撒在生菜沙拉上面就是一道可口的養生餐。我每週都會吃兩、三次。

花椰菜不僅有嚼勁，還能預防癌症，有益健康。實在值得我們多加利用。

營養素豐富的花椰菜素被譽為蔬菜之王，是消除內臟脂肪的最佳食材。

鯖魚罐頭——以油止油

鯖魚罐頭具減肥功效，曾因電視節目的炒作而在日本造成轟動，鯖魚罐頭甚至賣到缺貨。

之所以會產生這種說法，是因為鯖魚含有豐富的 EPA（二十碳五烯酸，eicosapentaenoic acid）與 DHA（二十二碳六烯酸，docosahexaenoic acid）。

EPA 與 DHA 屬於 Ω-3 系列不飽和脂肪酸，能預防合成中性脂肪，促進脂肪分解。此外，還可抑制惡化動脈硬化、預防發生心肌梗塞或腦梗塞。事實上，魚類大多有這兩種脂肪酸，但鯖魚的 EPA 與 DHA 含量排行位於前三名。

日本千葉縣曾針對漁村與農村居民做過一項疫病調查。調查結果顯示，不論是腦中風或心肌梗塞，漁村居民的發生機率都比農村居民低許多。

主要的原因在於有沒有吃魚。換句話說，就是 EPA 與 DHA 攝取量的差異。根據數據顯示，漁村居民血液中的 EPA 與 DHA 濃度，比農村居民還高。

除了日本以外，世界各國的研究也常用 EPA 與 DHA，來治療「血脂異常」（Dyslipidemia）。

EPA 與 DHA 除了能平衡血液中的脂肪，還能抑制血小板分泌過剩，有效預防動脈硬化。另外，還能促進腸壁分泌瘦身荷爾蒙（GLP-1），消除內臟脂肪。

鯖魚水煮罐頭不僅可消除內臟脂肪，還能預防動脈硬化。

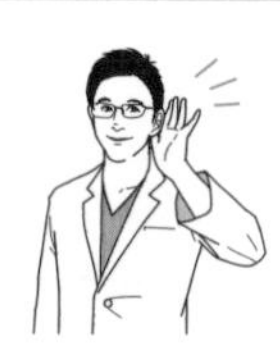

醫師悄悄話
好料盡藏湯汁中

不論是EPA或DHA，每天只要吃上一克就達標了。換算下來，差不多是半條魚或四片鮪魚中腹生魚片。

不過，重要的是怎麼烹調。因為燒煮或煎炸等方式，容易讓EPA或DHA流失。鯖魚罐頭反而能保存EPA與DHA等營養素。其中，又以原味的水煮罐頭最實用。

而且，好料盡在湯汁裡。鯖魚罐頭的湯汁不只可以作為高湯，而且還能用來燉飯。

對於那些不擅長做魚料理的人而言，魚罐頭不僅調理方便，而且經濟實惠，不用花大錢就能買到。

下頁、一五三頁圖3-2，是我整理出鯖魚罐頭料理法，供讀者參考。

這就是鯖魚罐頭受到電視節目青睞，甚至還在日本掀起搶購鯖魚罐頭的理由。我還因此聽病人的抱怨：「現在買不到鯖魚罐頭……。」

如果有人覺得：「我就是不喜歡吃魚，就算是罐頭也不想嘗試」，可以選擇保健食品，或使用亞麻仁油或荏胡麻油，這兩種油也屬於Ω-3系列不飽和脂肪酸，雖然成分不能跟魚相比，不過也是不錯的選擇。

只不過這些食材怕熱，不適合加熱調理。

要注意的是，在攝取EPA與DHA時，應盡量少碰含有飽和脂肪酸的肉類，或Ω-6系列脂肪酸的沙拉油等。

圖 3-2　鯖魚罐頭食譜

★番茄醬鯖魚燉菜

◉ 材料（一人份）

鯖魚水煮罐頭…200g、高麗菜…一片、
洋蔥…1/4 顆、花椰菜（水煮）…2 到 3 朵、
番茄醬…1/2 罐，
橄欖油…1/2 大匙、起司粉…適量

◉ 作法

❶高麗菜切成一口大小，洋蔥切成菱形。
❷倒入橄欖油熱鍋後，放入高麗菜與洋蔥。
❸加入番茄醬與鯖魚罐頭燉煮五分鐘。
❹起鍋後，放入花椰菜擺盤，最後撒上起司粉。

【POINT】

花椰菜膳食纖維充足，營養素豐富。搭配鯖魚或番茄就是最強的減肥食譜。除此之外，也適合當做下酒菜。

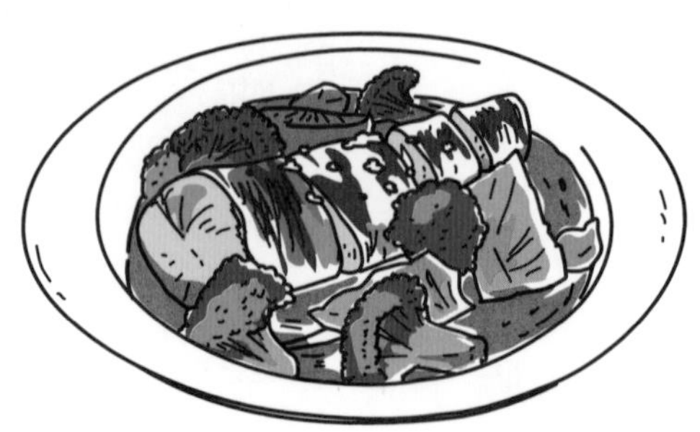

★鯖魚罐頭小變身

◉ 鯖魚 X 山葵醬油

利用醬油與山葵的辛香味畫龍點睛。

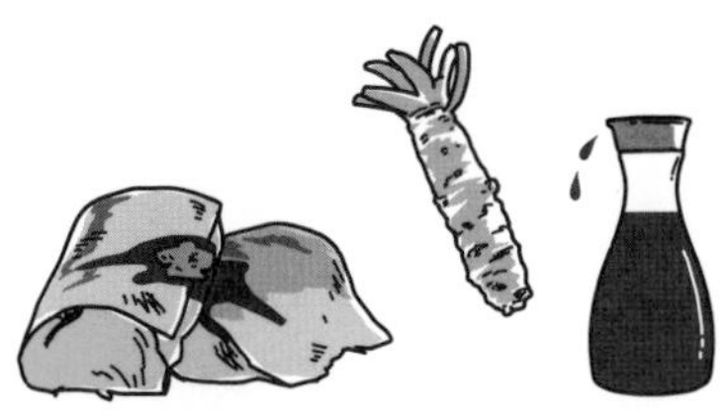

◉ 鯖魚 X 黑胡椒檸檬

滿滿的檸檬汁與研磨黑胡椒芳香撲鼻。

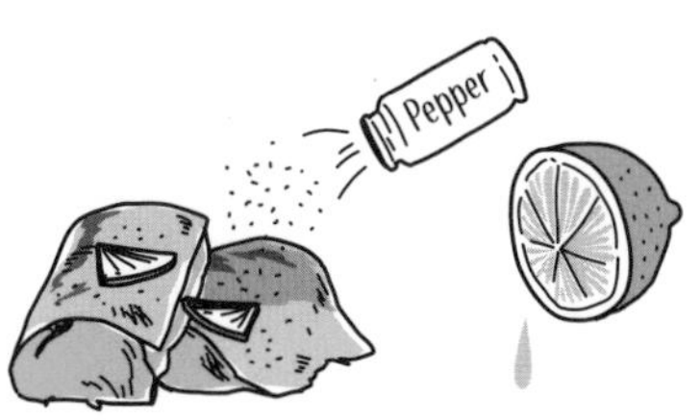

◉ 鯖魚 X 優酪乳醬汁

優酪乳加上少許蒜泥的另類土耳其風。

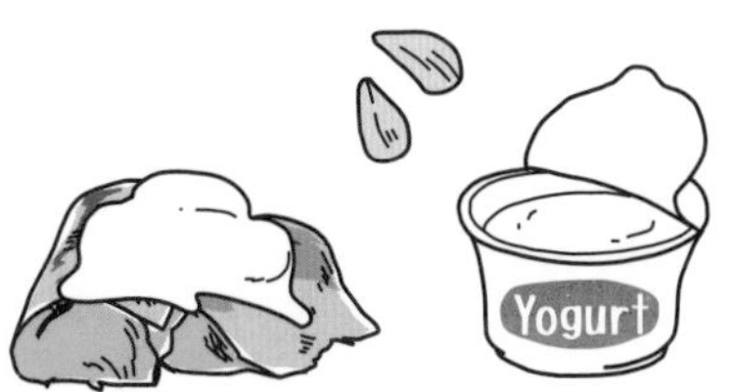

◉ 鯖魚 X 金黃醬

美乃滋加番茄醬口齒清香。

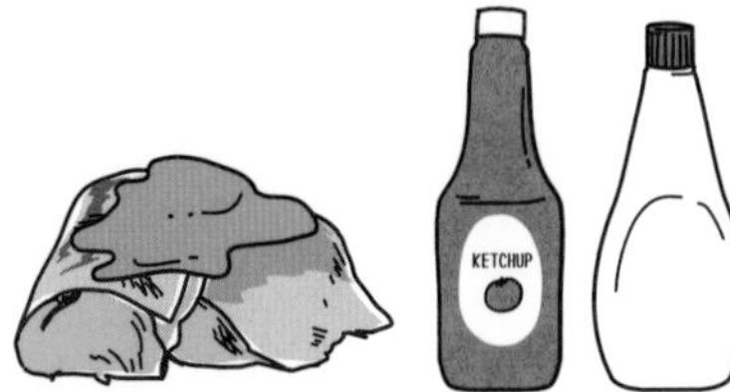

咖哩湯——無須忌口的食物

香噴噴的咖哩飯令人垂涎三尺。不過，對於減肥的人來，還是少吃一點咖哩飯比較好。因為咖哩塊大多高醣、高脂，再加上一大碗白飯的話，吃進肚的醣與熱量非常驚人。

可是，人們對於越需要忌口的食物，越沒有抵抗力。因此，即使知道咖哩飯熱量高，還是忍不住吃咖哩飯。

我認為，遇到這種時候，不妨試試咖哩湯。

咖哩湯起源於北海道，不像傳統咖哩那般濃稠，反而比較像蔬菜湯。咖哩湯的小麥粉含量不多，所以醣類含量與熱量也相對較低。

最近咖哩湯的款式越來越多，上網訂購更成為我日常生活的樂趣之一。咖哩湯搭配糯麥一起吃，也不容易餓。另外，豆渣粉的膳食纖維也相當豐富，灑一點在咖哩湯上，也能增加飽足感。或在便利商店買沙拉雞肉拌著吃也不錯。只不過，市面上咖哩湯並非每一種都是低醣。購買時，記得看清楚營養標示。

想吃咖哩的時候，不妨用咖哩湯來解饞。不過，咖哩湯的醣與熱量雖低，但須注意營養標示。

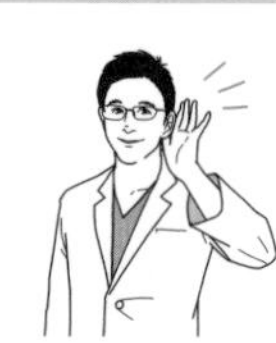

醫師悄悄話

飯後血糖才是重點

為了隨時知道血糖值的高低，我身上都帶著血糖機，想測就測。

我這麼做並不是因為有什麼疾病，而是想了解自己吃什麼，血糖就會上升。這不僅是工作的需求，也可以管控體重。

例如，我因此知道吃咖哩飯，會讓血糖急速上升。

以我來說，空腹時，血糖約九〇毫克／分升，不過，當我吃了一碗正常分量的咖哩飯，一個小時以後再測，血糖一下子就來到一六〇毫克／分升。其他如吃炒飯，也有同樣的現象（飯後血糖值一般在吃完飯後兩個小時測量，低於一四〇毫克／分升為正常數值，高於一四〇毫克／分升以上就是飯後高血糖）。

看著數字變化，我覺得非常恐怖，沒想到自己吃下的東西，竟然讓血糖上升得這麼快。

雖然不需要像糖尿病患者，隨時帶著一個血糖機，監控自己的血糖。不過，想要減肥的話，最好要注意飯後血糖值。

當體內的血糖一升高，身體自然會分泌胰島素來控制血糖，而且長期讓血糖維持在高標，也容易讓血管受傷。

這也是為什麼，本書不斷強調正確的飲食方法，對於降低身體負擔（等於避免血糖急速上升）有多麼重要了。

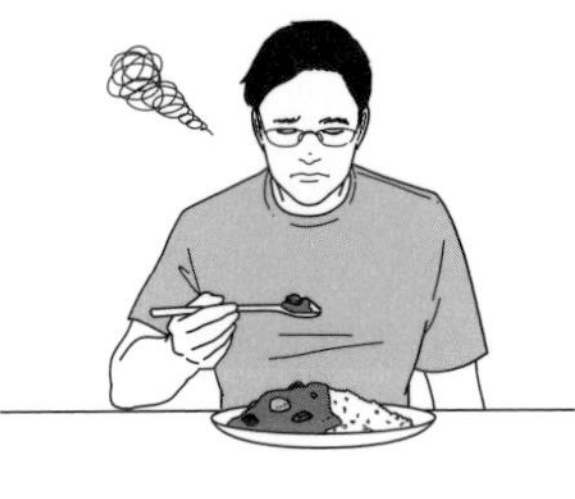

第 4 章

天天練又不累的
殭屍操

飲食正確加上殭屍操，體態更完美

接下來，我要向讀者傳授池谷式減肥操。

我在前文曾提過，我研創的池谷式減肥法九〇％靠飲食，剩下一〇％須靠運動補足。

其實這都是有根據的，主要有三個理由：

● **節食容易面黃肌瘦**

如果只靠飲食來瘦身，體態看起來不算好，如女性不婀娜多姿；男性變得平板乾瘦。與其這樣，倒不如動一動身體，讓自己改頭換面，變得青春有活力。

有肌肉才能提高新陳代謝

運動能增長肌肉，有了肌肉才能提高新陳代謝，打造易瘦體質。

健康第一

運動是身強體健的不二法門。

其實，人本來就該活動身體。若不愛動，就容易引發動脈硬化、腦梗塞或心肌梗塞等疾病。甚至有人主張，痴呆症或癌症也跟缺乏運動有關。

人活得即使再久，若疾病纏身或久臥病榻，對於當事人或周遭的親友而言，只會是一種負擔。

我認為不管年紀多大，重要的是活得健康。因此，動一動身體是擁有健康人生的不二法則。

在我的職業生涯中，看過無數患者患有如糖尿病、高血脂或高血壓等文明病，這些疾病不能單靠藥物治療，還須配合飲食控管及運動。

可是，不論我怎麼苦口婆心的建議病人該做哪些運動，他們總回一句：「我知道了。」然後拍拍屁股離開診所。

等他們回診時，我問：「上次說的那些運動，做了嗎？」得到的回答總是：「沒有耶……。」接著再多加一句「太忙了」、「身體不太好」、「天氣太冷」、「花粉症發作」等藉口。

我站在病人的角度思考，或許是因為這些運動做起來很累又很耗時，所以不想做。因此我不斷的想，該怎麼做才能讓病人願意動。

最後我研發出殭屍操——每組只須短短的五分鐘，是一個不挑時間或地點的有氧運動。這個體操只要每天練三組，等於消耗三十分鐘的步行熱量（練習殭屍操的方法見下頁圖4-1、第一六四頁圖4-2）。

我相信不管是不習慣或者不喜歡運動的人，只要試過這套減肥操，也會認為運動一點都不難。

圖 4-1　池谷式殭屍操〈初階版〉

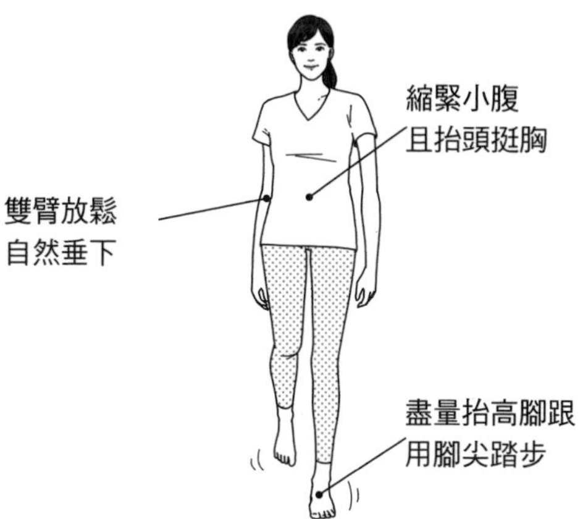

1. 原地踏步

- 先吸氣並縮緊小腹，抬頭挺胸，放鬆肩膀、雙臂。
- 雙臂用力向上舉然後放下，自然垂在身體兩側。注意不可彎腰駝背。
- 維持這個姿勢，原地小踏步。若能抬高腳跟，用腳尖踏步，效果更佳。但有腿疾或腰腿無力的人切忌勉強，量力而行即可。

2. 左右甩肩

- 停下腳步，像幼兒耍賴般前後甩動肩膀，扭動上半身。這個時候，雙臂配合肩膀自然擺動即可。

★ 動作 1 與 2 為一組。動作 1 練習 15~60 秒後，繼續動作 2 約 15~60 秒。早中晚餐後的 30 分鐘各練習一組，一天共計三組。練習時間僅供參考，請配合各自的體能，量力而為。

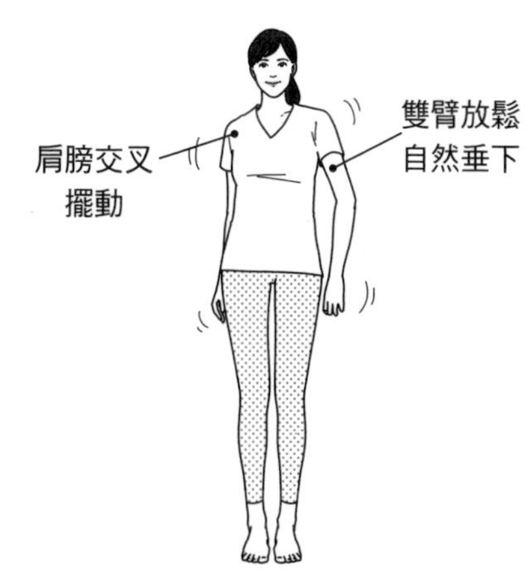

圖 4-2　池谷式殭屍操〈進階版〉

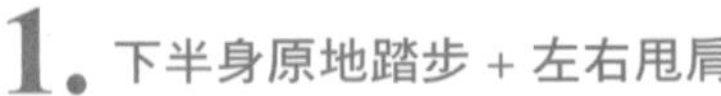

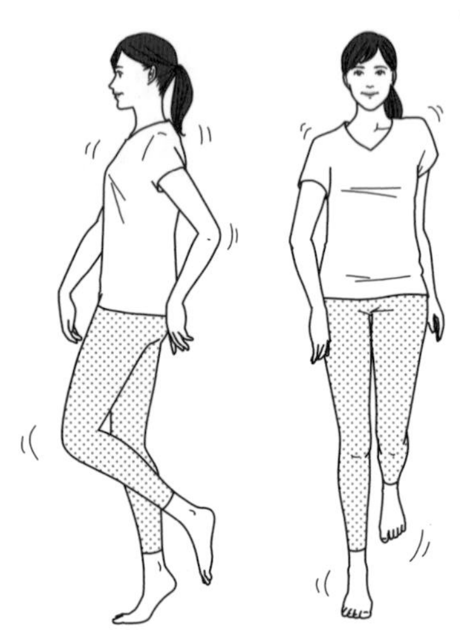

進階版是結合初階版動作 1 與 2。例如原地踏步進階有節律的抬高膝蓋，就像慢跑一樣。
不管是原地踏步或跑步，都記得像小孩子耍賴般，甩動肩膀（注意雙臂放鬆，自然垂在身體兩側）。

2. 動作 1 練習 1 分鐘後，原地踏步 30 秒

★ 覺得初階版不夠看，讀者不妨挑戰進階版。動作 1 與 2 為一組，每次練習三組。一天只要練習三次，等於步行 30 分鐘。

＊ 練習時間僅供讀者參考。請配合各自的體能，量力而為。

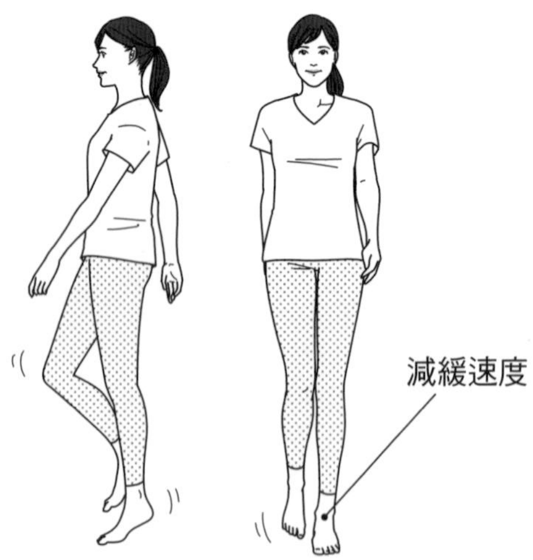

其實，當我把這方法告訴患者後，不少人高興的跟我說：「醫師，我照你說的做了，身體真的變好了。」或「我一下子就瘦下來了！」

除此之外，我也為了上班族另外研發出「精簡版殭屍體操」（參閱第一七一頁「利用上廁所空檔做殭屍操」），希望有助於不同族群的應用。

消除內臟脂肪最有效的是，池谷式殭屍操。

掃描看影片

YouTube
「池谷敏郎
Official Channel」

2 殭屍操的四大優點

殭屍操有以下四大優點：

● 不拘時間地點——想練就練

我想，只要身體開始長肉，別說運動，就算要挪動腳步，也會覺得很麻煩。即使我們督促自己：「從明天開始，每天跑步一小時。」或打算去健身房練小腹肌，這些方法不僅耗時費事，而且，就算再怎麼有效，也容易流於空想。

我認為，我研發的殭屍操很適合那些討厭運動的人。殭屍操最大的好處是不拘時間、地點，而且做別的事情時，也能「順便」做殭屍操，不需要另外空出時間做運動。

試想每天做一些小動作，就能夠達到運動效果、燃燒脂肪，絕對值得懶得活動身體的族群體驗。

做一組，效果等於步行十分鐘

一定有人會懷疑：「區區體操，能有什麼運動效果？」

但我敢拍胸保證，殭屍操的功效驚人。

在我研發殭屍操以前，常建議病人利用看電視的時間「原地跑步」。因為基本上，跑步消耗的熱量要比走路多兩、三倍。我想，如果在原地跑步的同時，做一些加強上半身的運動，肯定事半功倍。這就是殭屍操的由來。

總之，殭屍操極其簡單，只要放鬆身體，像小孩子耍賴一般，抖動上半身就可以了。順帶一提，因做這個運動，人像殭屍一樣，所以我才以此命名。

殭屍操的魅力，是不管多麼討厭運動的人都能練習，而且有意想不到的效果。

或許有人會想：「怎麼可能這樣就能甩掉脂肪？」不過，各位可別小看殭屍操的功效。做一組殭屍操等於走路十分鐘。

換句話說，一天只要練習三組，等於走了三十分鐘。

●鍛鍊下半身

殭屍操靠腹部使力，對於鍛鍊下半身特別有效。

下半身的範圍極廣，指腹部以下的部位，占了人體六〇%到七〇%的肌肉。

當肌肉使勁時，人體會自然釋放一種叫做「緩激肽」（Bradykinin）的生理性物質，該物質來自於血管內壁的一氧化氮（NO）。

一氧化氮具有舒緩與修復功能，能維持血管的活力。對於血管或心臟而言，不可或缺。

總而言之，只要勤練殭屍操，讓血管透過這些動作，常保活力與健康。

而且，殭屍操都是腳尖著地，對於關節的負擔比較少。因此，即使腰腿不便的人做了也不會覺得吃力。

舒緩身心

殭屍操能舒緩身心。

現代人常因為生活節奏太快且忙碌，而搞得身心疲憊、傷痕累累。當初，我研創殭屍操的理由之一，是希望人們能透過運動來紓解壓力。

只要動一動上半身就能夠促進血液循環，消除肩頸僵硬。

我向病人介紹這個方法，他們的反應還不錯，不少人跟我說：「殭屍操真厲害！」、「做了殭屍操後，我的肩膀沒那麼緊了。」或說：「我練習幾次，覺得心情好多了。」

這項運動甚至受到媒體的青睞，漸漸在日本打出名號。

殭屍操的動作一點也不難，只要扭動一下身體，就能夠讓身心放鬆。唯一的缺點就是動作有一點搞笑，不適合在公共場合或他人前練習。
不過，只要有一小片活動空間，即使在家裡也能練殭屍操。

殭屍操不拘時間地點，做別的事情時，也能順便做殭屍操。舒緩身心又能鍛鍊下半身的肌肉。

3 利用上廁所的空檔做殭屍操

一組殭屍操雖然不到五分鐘，還是會有病人抱怨：「我這麼忙，哪有時間練習。」上班族則擔心：「在公司練習這個，我會被人當成怪咖吧……。」有這些顧慮的讀者，可以參考以下的精簡版，看看如何在日常生活中練習殭屍操。

● 如廁──分秒必爭的空檔

不論是誰，每天都需要上廁所。對於忙碌的現代人而言，即使是這麼短暫的時間，也能做殭屍操。前往洗手間時，抬頭挺胸、左右晃動肩膀，比平常多花兩到三倍的時間，一步一步走向廁所。

進了洗手間別立即坐下。而是像深蹲一樣，花十五秒彎腰屈膝、慢慢的坐下。上完廁所後，再花十五秒慢慢起身。

雖然這些動作看似沒什麼，實際做起來很累人。因為深蹲是鍛鍊下半身最棒的重訓，也是精簡版殭屍操的重點。

從洗手間出來以後，再用同樣的方式走回座位，然後深蹲、慢慢坐下，提高運動功效。

我相信只要懂得應變，在日常生活中也能練習殭屍操。這個應用法唯一需要注意的是，絕對不要憋尿。因為憋尿有害健康。甚至還有猝死的風險。只要試了以後就會知道，殭屍操的運動量不低，小練一下就能夠促進血液循環。

如果去趟洗手間需要兩分鐘的話，一天上五次廁所，等於有十分鐘能練習精簡版殭屍操。

總而言之，利用去洗手間的時間，就能做足殭屍操一天的運動分量。

抓緊上洗手間的空檔練習殭屍操，既可鍛鍊下半身，又可促進血液循環。

在職場上也能練習

或許有些人會想：「說得這麼簡單，在公司怎麼練習殭屍操啊？」怕被同事當成怪咖的讀者，也能試試精簡版的殭屍操。

例如離開座位，就可以練習。記得，表現盡量自然一點，不需要一邊小跑步，一邊甩動雙臂；也不用上半身維持不動，小跑步般輕快的抬高腳步。

你只要抬頭挺胸，晃動肩膀，為了提高熱能消耗，最好放慢腳步。若離開座位是為了上廁所時，記得給自己充裕的時間上洗手間，畢竟上班時練習殭屍操比較花時間。

除此之外，也可以繞一下路或者爬樓梯等，殭屍操的減肥效果會更好。尤其是整天坐著辦公的上班族，血液循環容易變差。多利用離開座位的空檔動一動身體，既可以減肥，又能夠鍛鍊身體，簡直是一箭雙鵰。

此外，上班族也能做殭屍坐姿操，方法詳見下頁、第一七六頁圖4-3。

精簡版殭屍操專為職場設計，殭屍坐姿操也值得上班族一試。

圖 4-3　**殭屍坐姿操**

1. 半坐在椅子上，背脊伸直，同時腹部用力。

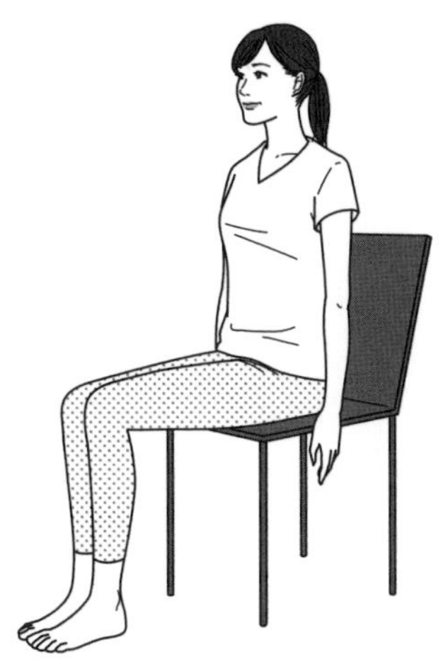

2. 上半身練習甩肩運動（30 秒）。

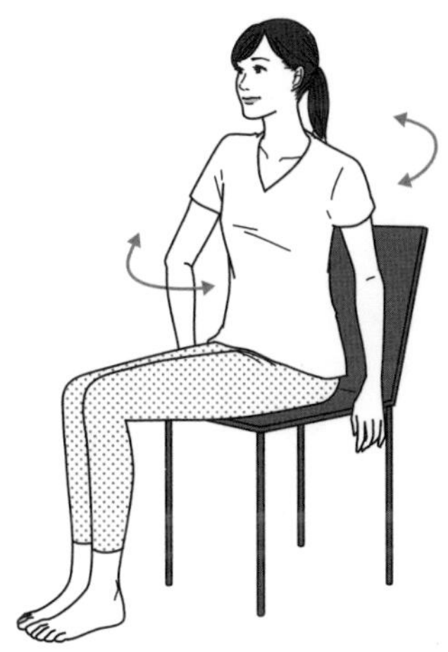

3. 腰部維持不動，上半身後傾靠住椅背，雙手緊握椅面。

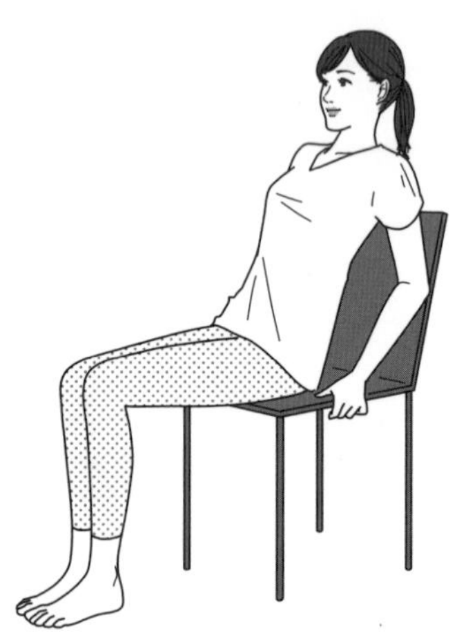

4. 維持動作 3，單腳抬起（左右腳交叉各做三次）。

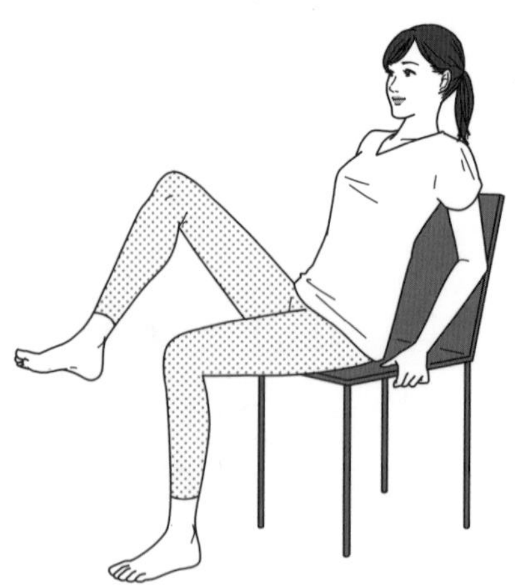

● 居家殭屍生活

雖然不方便在大庭廣眾下練習殭屍操，不過在家裡的話，就可以不用在意外界眼光，想怎麼練就怎麼練。

在家裡時，不論起身走動或是待在原地，都能練習殭屍操。就像我不斷說的，殭屍操最大的好處就是不挑時間、地點，隨時能練習。例如：

- 一邊看電視，一邊練殭屍操。
- 一邊聽音樂，一邊練殭屍操。
- 一邊聊天，一邊練殭屍操。

我將這些在日常生活中實踐的殭屍操，稱為「殭屍生活」。殭屍生活消耗的熱量比一般日常生活高出三倍。

只要試一試殭屍生活，就能夠有效擊退內臟脂肪。

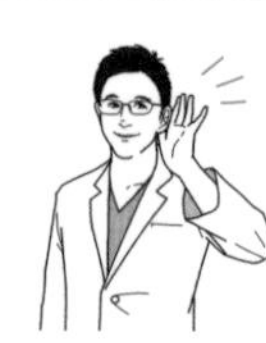

醫師悄悄話

常被誤解的仰臥起坐

我在序章說過，一般的仰臥起坐，既不能消除小腹，也練不出馬甲線或人魚線。我認為，想鍛鍊腹部肌肉最有效的方法，還是下一頁介紹的運動方式。

例如「平板支撐」（plank）除了鍛鍊腹肌以外，還能強化深層肌肉（inner muscle）。雖然做起來會有一點吃力，不過只要每天練習，一定能夠發覺身體越來越結實。

圖 4-4　正確的仰臥起坐

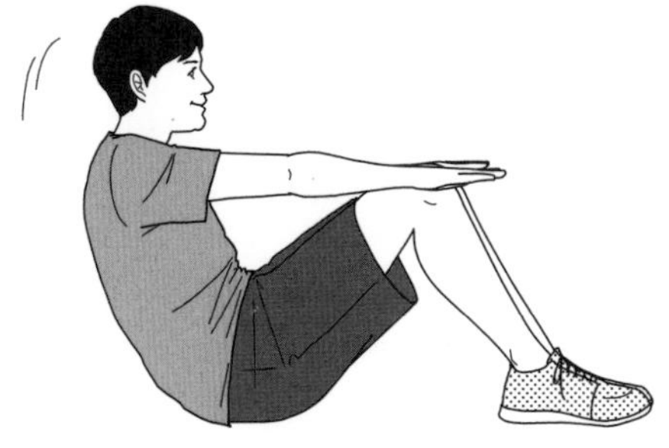

仰臥起坐之一

1 身體朝上平躺，雙膝微微彎曲。
2 花 2 秒左右抬起上半身，同時腹部內縮。
3 再花 2 秒，讓上半身平躺，注意頭部不可著地。
4 動作 1 ～ 3 練習 10 次。
＊ 雙手伸直，輕放於大腿，抬起上半身時，雙手伸向膝蓋，就不覺得吃力。

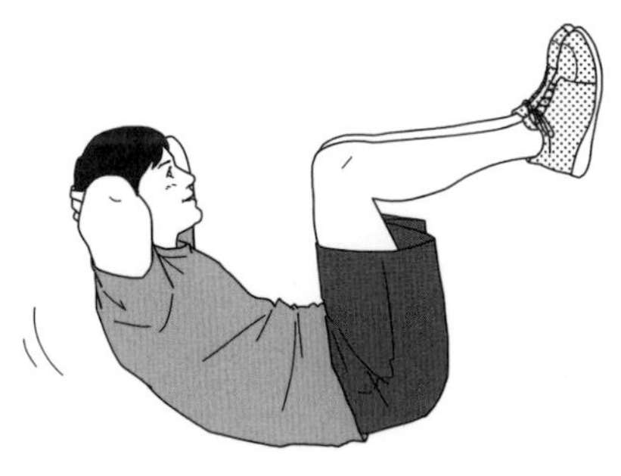

仰臥起坐之二

1 身體朝上平躺，髖關節與膝蓋垂直彎曲，同時雙腳抬起。
2 雙手置於腦後，花 2 秒抬起上半身。
3 花 2 秒讓上半身平躺，注意頭不可著地。
4 動作 1 ～ 3 練習 10 次。

平板支撐

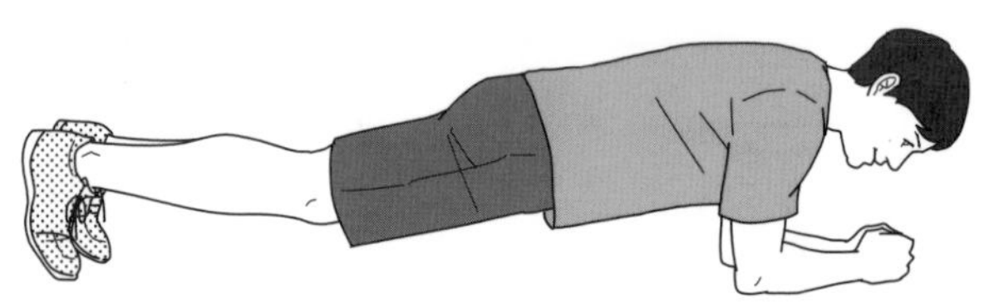

1 身體朝下，雙肘垂直彎曲，利用手肘支撐身體。
2 雙腳與肩膀同寬，腳尖著地，膝蓋浮地。
3 身體從頭到腳呈一直線，腹部用力維持不動。

* 身體維持垂直狀態，避免臀部上翹或者腹部下壓。練習時，可先從支撐 10 秒開始漸進到 1 分鐘。

運動的最佳時間與長短

病人常問我：「什麼時候運動比較好？」、「要動多久才有效啊？」接下來，讓我們來談一談什麼時候運動最好，而且要動多久才有效。

什麼是運動的最佳時間呢？其實眾說紛紜，各有各的說法。而我認為，飯後半個小時到一個小時，最適合運動。

事實上，血糖在飯後一個小時升得最快。血糖一升高，人體便會釋放胰島素，督促細胞吸收血糖。然後，消耗不完的熱量就會儲存在肝臟，變成脂肪細胞。

不過，只要在飯後稍微運動一下，就能讓血中的葡萄糖化為熱量，減少體內的血糖，避免脂肪堆積。

因此，我會建議他人在飯後三十分鐘到六十分鐘運動。除此之外，吃完飯後並不適合馬上運動。因為人體還沒消化完食物，一般來說，身體需要三十分鐘左右來消化。

所以，飯後三十分鐘動一動，對身體最好。

十分鐘的有氧運動事半功倍

飯後的運動其實不用太過激烈。

只要花十分鐘做簡易的有氧運動，如廣播操或殭屍操等。另外，散步也是很好的選擇。例如，在外面用完餐以後，稍微繞路、多走幾步再回來；或是趁外出購物時，自己多走多動。

遇到吃太多或者想瘦快一點時，可以多做十分鐘。

動一動，讓晚餐的熱量歸零

有些病人會接著問：「飯後分早餐、中餐與晚餐，在哪一餐之後運動比較好？」我建議在晚餐之後運動。

那是因為，一般來說，人在吃完晚餐後，時間較為充裕，可以好好的運動。如做兩組（共十分鐘）的殭屍操等。當我們認為自己當天似乎攝取太多熱量時，在吃完晚飯後，也能多動一下。

我把這套方式稱為「熱量歸零大作戰」。只要覺得自己吃很多，就努力運動，讓這些熱量在當天歸零，消失無蹤。我十分推薦這個方法，希望各位能配合身體狀況，養成吃完晚飯動一動的好習慣。

在飯後三十分鐘到六十分鐘，做十分鐘簡單的有氧運動。
吃太多時，可在晚餐後實施熱量歸零大作戰。

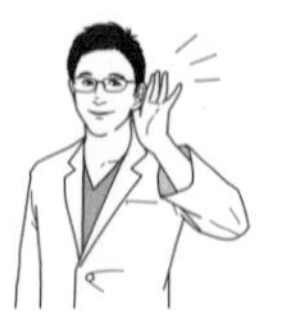

醫師悄悄話

晨操的陷阱

關於運動的時間，還有一個需要特別注意的重點，那就是晨跑。

很多人每天晨跑，可惜的是，早上並不是運動的最佳時間。

人的自主神經系統由交感神經[16]和副交感神經阻成[17]。因為人體的機制本來就是日出而作、日落而息，所以晚上是副交感神經站崗，一到早上便由交感神經接棒。早上神經系統在交接時，交感神經較興奮，使血管收縮，血壓上升。所以，在早上運動，會造成身體的負擔。

話說回來，即便排除運動因素，不少心肌梗塞或腦中風的案例，也因交感神經的關係，大多發生在起床後的一個小時或上午。所以我不建議高血壓或者年紀大的長輩，在起床的一個小時內做任何運動。

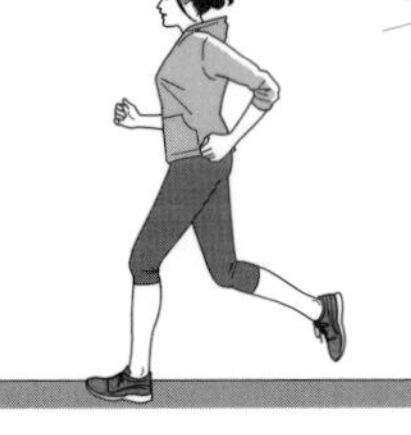

16 交感神經系統負責刺激與戰鬥或逃跑反應相關的活動。交感神經興奮會抑制腺分泌、豎毛肌收縮、瞳孔放大、增強心臟收縮力等。

17 副交感神經系統負責身體休息時的活動，主要功能是使瞳孔縮小、心跳減慢、皮膚和內臟血管舒張、括約肌鬆弛、唾液和淚液分泌增多、男性生殖器的勃起等。

第

5

章

養成這些習慣，擊退內臟脂肪更有感

接下來介紹一些日常小撇步，教各位如何在居家、職場或外出等，讓自己瘦得更快。

這些小習慣看似簡單，但做與不做卻有天壤之別。

買大鏡子，隨時看自己

因為鴕鳥心理作祟，人一胖就不想照鏡子，讓我們不肯面對現實，我以前就是這樣。

即使腰圍粗一點、腰帶緊一點，也裝作沒有看見，安慰自己：「看起來沒有差很多。」、「只胖了一點點。」正因為我們不肯面對現實，才會對自己越來越胖的事實缺乏警覺。最後，肥胖就像洪水沖破堤防般，一發不可收拾。

既然有心減肥，我認為就應該找一面大鏡子，從頭到尾看清楚自己的模樣。

早上量體重，當天胖當天瘦

準備好大鏡子之後，接下來，重要的是要習慣每日量體重，掌握當下的體重。有些人因為不願面對事實，而丟掉體重計，其實這是不智之舉。想要減肥，必須客觀評估自己的體態。例如抓一抓肚子的肥肉，確認自己胖了多少。

此外，我覺得最好一早量體重。順帶一提，我習慣早晚各量一次體重。因為早上跟下午吃東西的分量，容易影響晚上的體重。例如，只要多喝一點酒，或多吃一點鹹辣的食物，人會馬上水腫，體重計上的數字會越來越大。不過，只要第二天起床以後，先去上廁所，就會發現又瘦回來了。

像這樣的重量變化，就是所謂的「表面體重」。

所以，我主張早上的體重，才是人真正的重量。

因此，就算當天早上的體重，只比前一天早上重一點點，都是發胖的警訊。這個時候絕對不可以掉以輕心。如果總是自我安慰：「只重了一點點，不算胖。」日積月累，就會變成大胖子。

以我自己為例，若早上量體重時，比前一天多一點。或許只是水腫，但不管變重的原因為何，我堅守「當天胖、當天瘦」。

這個時候，最有效的方法就是飲食控管。

像是降低鹽分與醣類的攝取量，消除水腫，或不吃點心等。有時候也可以做一點運動來消耗熱量。

與其胖了三公斤再減肥，不如在「胖一點點」時立即修正，更輕鬆省事。

只要懂得根據早上的體重，調整飲食，就不容易發胖。除此之外，如果能檢測腰圍，也就是肚臍周遭的尺寸，發揮的效果更加強大。

養成每天早上量體重的習慣。牢記「當天胖、當天瘦」的準則。同時不忘量測腰圍。

3 定時起床，就能提高代謝

幾點起床乍看之下，好像跟減肥沒關聯，事實上關係可大了。

我在前文說過，人體的生理時鐘，本來就是日出而作，日落而息。而操控這個生理時鐘的，就是「時鐘基因組」（clock genes）。

時鐘基因組又分好幾種，例如我在前面章節提到的 BMAL1 蛋白質，就是其中一種。研究顯示，日常生活中，只要懂得配合時鐘基因組的律動，就能夠提高新陳代謝、增肌減脂，促進蛋白質的生成。

換句話說，時鐘基因的律動與我們的生活型態有關。

因此，只要調整作息，就能夠讓時鐘基因組恢復正常。其實調整並不難，只要早睡早起，在固定時間起床；晒日光浴等，藉此重新設定生理時鐘。

甚至有此一說，休假日只要比平時晚兩個小時起床，都會讓時鐘基因變得遲鈍。當時鐘基因組失調時，人就瘦不下來，或容易因疲勞而影響睡眠品質。

總之就身體而言，早上固定時間起床，對於調整時鐘基因也絕對有益健康。

小號衣服激勵法，建立形象瘦更快

我猜許多人的衣櫥裡，有一大堆美麗的回憶——穿不下的S號衣服。現在是時候讓這些衣服重見光日了。

因為我認為，想像自己能再度穿上這些衣服，就是減肥的最佳動力。當然，買一些新衣服也不錯。例如，在商場看到喜歡的緊身洋裝或牛仔褲，先買下來再說。而不是邊拿起來，邊想：「漂亮是漂亮，可是穿不下……。」然後放下。

這個時候，若能激勵自己：「小又怎樣，我就是要穿給你看！」、「買了就是要穿。」也不失為另類的減肥方法。

這些尺寸較小的衣服，最好放在顯眼處，這麼一來便能隨時激勵自己，也能隨時試穿。

我相信，在不久的某天，各位會驚訝的說：「我居然穿得下！」、「拉鍊竟然能順利拉上了！」這些反應都是瘦下來的最佳證明。

我常常會用這種方式來警惕自己——掛一件牛仔褲，然後三不五時試穿一下。只要我覺得自己似乎變胖了，我會穿上這條牛仔褲管控身材。如：「好險，還穿得下。」、「總覺得褲子穿起來很緊……這下子不能亂吃了。」

建立形象，也是減肥的動力之一。

我相信只要盯著想穿的衣服，想像瘦下來的自己會是什麼模樣，一定能夠激發士氣，減肥成功。

5 當忍耐變習慣，體重就減少了

我研發的減肥法最厲害的是不用餓肚子、無須激烈運動、沒有壓力，輕輕鬆鬆的就讓大家輕鬆的瘦下來。

不過，各位也不要因此掉以輕心，因為改變過去的飲食或生活習慣，總是需要節制。

改變生活習慣對於任何人來說都不容易。不過，這不能成為自己發胖的藉口。

如果不想自己一輩子胖下去的話、就需要忍耐減肥時的種種不適應。

只要持續下去，忍耐就不再是忍耐，而是一種「習慣」。一旦達到這個境界，就百忍成金、游刃有餘。

以我來說，我減重時，當初在不能碰一切最喜歡的醣類時，簡直生不如死。不過，習慣了也就好了。

當身體習慣了以後，體重慢慢下降。

當初的任何忍耐就成為瘦身的喜悅。

透過自我激勵與些微的忍耐，就能打造苗條人生。

抬頭挺胸，選沒有椅背的椅子

不少人都窩在電腦前工作。

可是，若整天坐著不動，不僅血液循環不佳、肩膀僵硬或腰痛，還可能造成肥胖或罹患文明病。

澳洲有一項調查：「一天坐超過十一個小時的人，比坐不滿四個小時的人，死亡率高四〇％。」因此我建議，長時間坐著不動的人，可以在坐姿下一點功夫，避免出現這些問題。

像我的工作性質，也是整天坐著不動。所以，我一定選沒有椅背的椅子，好讓自己伸直背脊。

這是因為我們的頭不算輕，一個成人至少有五公斤，相當一顆保齡球。換句話說，靠椅背坐著與挺直腰桿時，身體支撐頭的重量，其實大大不同。

坐在有椅背的椅子上，雖然我們的背靠著椅背，但頭部會向前傾，進而造成肩頸的負擔。反過來說，挺直腰桿比較符合人體結構，可以利用肩膀到後背的力量支撐頭部。這種坐姿不僅可以舒緩頸部壓力，還能消除肩膀僵硬。

換句話說，內勤的上班族最好選擇沒有椅背的座椅；即使有椅背，坐時盡可能不靠椅背比較好。

端正坐姿，練出小蠻腰

正確的姿勢，除了端正坐姿以外，還有許多好處。

一是能鍛鍊深層肌群。所謂深層肌群，指的是身體內部的肌肉，刺激這個肌群就能促進身體的基礎代謝，提高熱能的消耗，還能預防肩膀僵硬或腰痛。

深層肌群的鍛鍊方法雖然五花八門。不過，只要注意姿勢，不去健身房也能夠達到同樣效果。

正確的坐姿還能讓我們一下子起身，想動就動。有椅背的椅子容易讓我們坐著或者賴著不想動。此外，大多數人不知道，其實正確的坐姿也能練出小蠻腰。我想對女性而言，沒有什麼比擁有柔軟的腰肢更為重要的了。

鍛鍊腰身的重點在於肚子周圍的「腹斜肌」。
不管是站著或坐著，只要記得維持正確的姿勢，隨時縮肚與伸直背脊，就能夠鍛鍊腹斜肌，擁有傲人的小蠻腰，這些小細節都是減肥的關鍵。

正確坐姿能鍛鍊體幹，同時提高新陳代謝與熱能消耗。

做家事，清潔環境，也清掉你的脂肪

基本上，閒不下來的人通常不容易發胖。

由此可知，減肥的人除了勤練殭屍操以外，在家裡也應盡可能的動來動去。

我以我的太太為例，她在家裡總是忙東忙西，很少有休閒的時候。所以即使生完小孩，她也沒復胖。

她常常掃地、洗衣服、烹飪等，有空的話，則練習揮桿。

其實她不喜歡做家事，只是因為有潔癖，無法忍受一點髒亂而打掃家裡環境，沒想到這卻成為她鍛鍊身體的機會。

千萬別小看家務事的運動量。

光是擦東西、掃地、洗衣服……都很累人。

各位不妨趁著休假時，拖一拖地板、擦一擦窗戶，將家裡打掃得一塵不染。我相信這些努力必有回報，例如家人相處變好、發現自己在不知不覺中瘦下來。另外，你也可以趁做飯或燒開水的空檔原地踏步，這麼一來也能夠消耗熱量。只要在日常生活中動一動，就能夠打造易瘦體質。

善用做家務的時間來減肥，隨時動一動，培養易瘦體質。

泡澡前來點小重訓

一般說來，不喜歡運動的人都討厭弄得滿身大汗，因為懶得換衣服出門，更常見的說法是：「我找不出時間運動。」

於是，我便想出一招：在洗澡之前，做小小的重訓練習（見下頁至第二〇八頁圖 5-1）。

雖然全身浴或半身浴所消耗的熱量，不到散步的一半。不過，我認為，泡澡也能提高運動效能及舒緩身心。

我想，再怎麼討厭運動的人總是要洗澡。那麼，倒不如利用洗澡前後做一些運動。即使做得滿頭大汗也可以馬上沖澡，換身乾爽的衣服。而且，還能透過泡澡來

圖 5-1　洗澡前 5 到 10 分鐘的小重訓，提高減肥功效！

1.

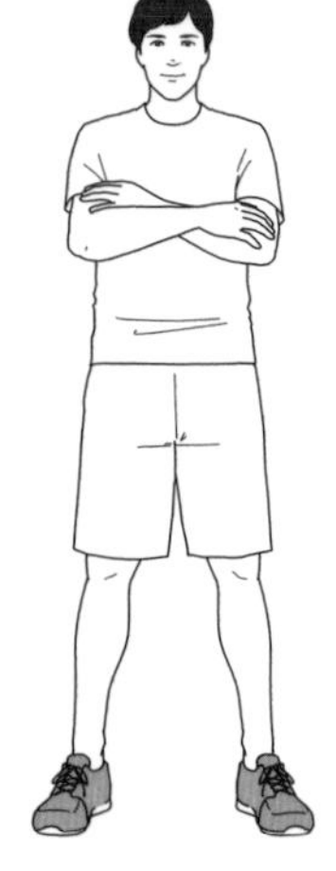

2.

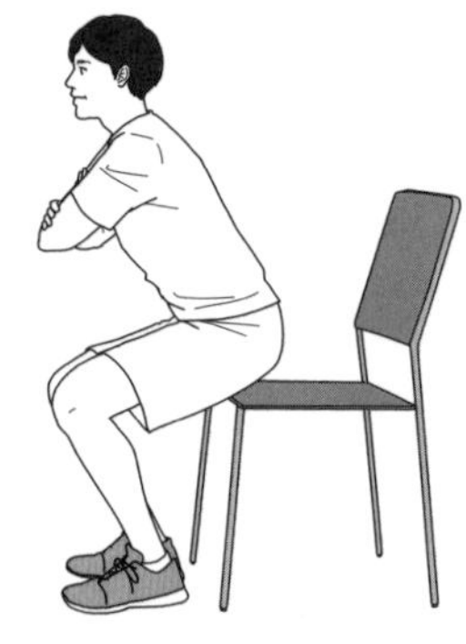

3.

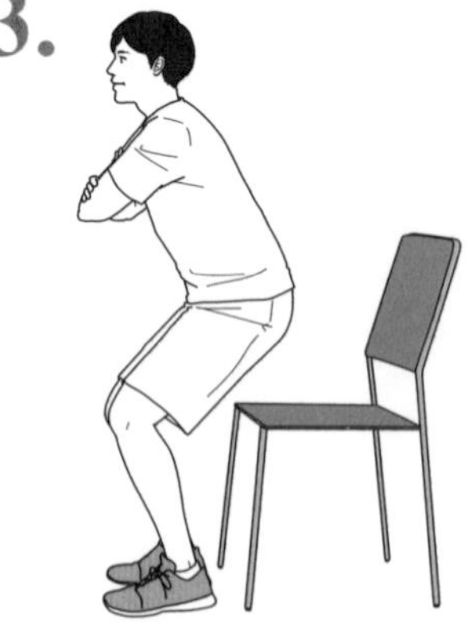

慢版深蹲 10 下

1 雙膝與肩膀同寬，雙臂交叉胸前。
2 利用 8 秒輕輕坐下，但不可觸及椅面。再利用 8 秒緩緩彎身站起。
3 恢復動作 2，練習 10 次。

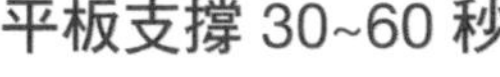

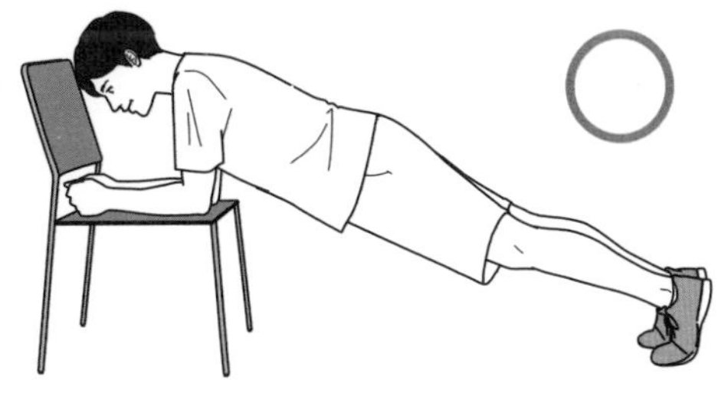

1 雙肘放在椅子上，雙腳伸直，縮緊小腹。同時豎立腳尖，身體斜伸（不需要做伏地挺身）。

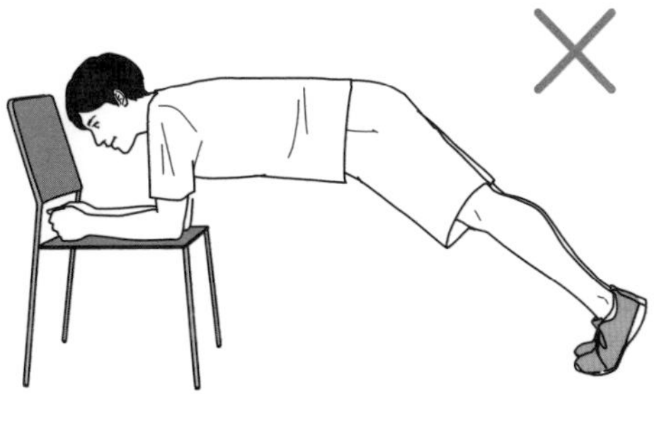

2 維持 30 秒到 1 分鐘。注意不可抬臀或腰部下壓。

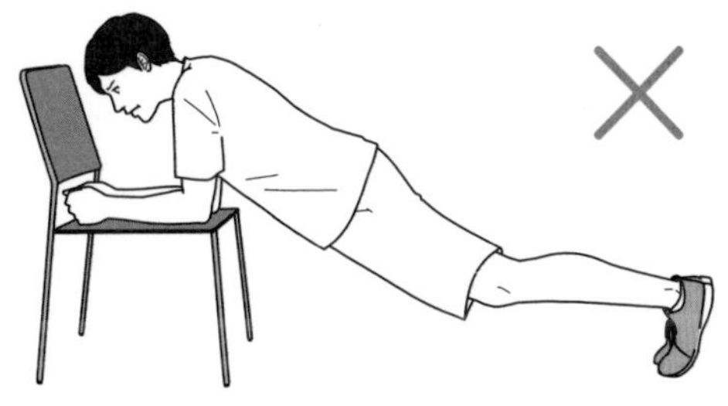

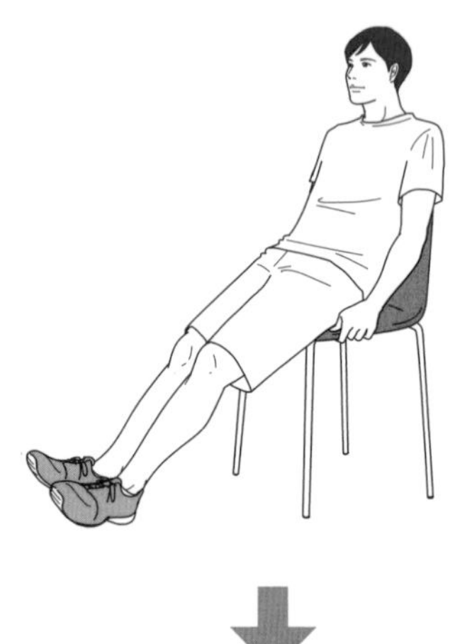

卷腹 10 次

1 椅面半座，雙肩靠在椅背上。
2 維持 30 秒到 1 分鐘。注意不可抬臀或腰部下壓。

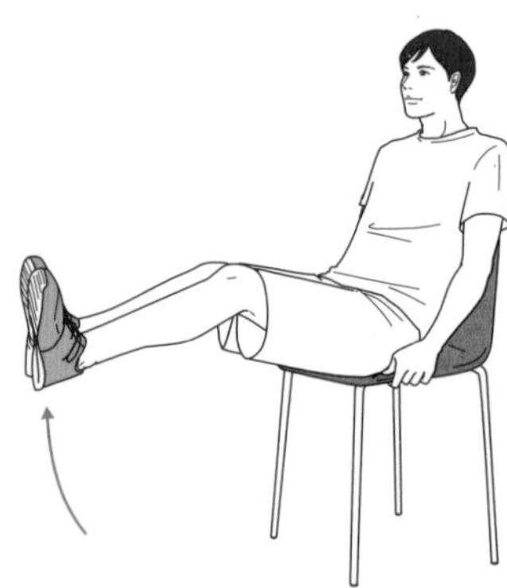

3 雙手握住椅面，雙腳離地。此時膝蓋彎曲亦可。
4 雙腳併攏 2 秒抬上後，2 秒內放下。

再搭配殭屍操加強版（5 分鐘）

＊ 練習時務必量力而為，凡身虛體弱或腰腿疼痛者請勿練習。

舒緩運動後的疲倦感。

我習慣在飯後的三十分鐘到六十分鐘洗澡。不過，洗澡前一定花上五分鐘到十分鐘做簡單的重訓，包含十次深蹲、三十秒到六十秒的平板支撐、十次卷腹運動，最後做五分鐘的殭屍操。

剛開始嘗試時，不用在意練習次數，甚至只做殭屍操也無妨。重要的是，放寬心胸，努力讓自己動一動。

只要每天練習就能夠鍛鍊肌肉，提高新陳代謝，讓自己瘦得更快。

住在家裡的人不妨最後一個洗澡，除了洗澡之外，可以順便打掃浴室，藉此活動身體。

淋浴前，增強血液流動

泡澡雖然是日本人的習慣，不過近年來，越來越多人開始淋浴。不過，淋浴不像泡澡般，讓全身上下暖呼呼的，提高深層體溫[18]。

事實上，睡前提高身體溫度，有利於睡眠品質。因為深層體溫提高了以後，會隨著入睡緩慢降低，讓我們睡得更沉更穩；若睡得不穩，則飽食中樞與飲食中樞失調，使人無法控制食慾，而暴飲暴食。另外，睡眠不足也會讓身體產生倦怠感，影響白天的活力。

總而言之，想要減肥就必須注重睡眠品質，讓自己睡得好、睡得飽。

其中，我特別建議在淋浴以前，先做上一節提到的重訓或殭屍操。真的抽不出時間的話，可以只做殭屍操。

活動身體能幫助體溫上升，促進血液流動。這個時候淋浴的話，就能夠像泡澡一樣，讓全身從頭暖到腳，提高深層體溫。

喜歡淋浴的人不妨配合殭屍操，提高睡眠品質，讓自己瘦得更快。

洗澡前做簡單的重訓或殭屍操，讓自己瘦得更快。

18 指內臟和大腦的溫度。

喝冰水，提高新陳代謝

洗完澡後，特別是泡澡之後，人容易因出汗而流失水分。

我習慣喝一杯冷水補充水分，其實冰水更好。可能有人會對此產生疑問，不過，我認為想要減肥就需要喝冷水。

這個原理其實與體溫有關。

這就好比燒開水。同樣是燒水，溫水與熱水需要的熱能不同。

喝溫水，人體不需要消耗熱量，就能維持正常體溫；不過，若喝下冷水，人體則需要消耗許多熱量，才能讓體溫保持在攝氏三十七度。

消耗熱量，靠的是燃燒體內糖分與脂肪，因此，我建議在洗完澡或運動後喝冷水，提高我們的新陳代謝。

不過，記得小口小口喝，以防血壓急速上升或對於腸胃造成負擔。

洗完澡後喝一杯冰水可以提高新陳代謝，運動後喝冷水能提高減肥功效。

泡澡時，踩「空中腳踏車」

我認為利用泡澡來促進血液流動，是老少咸宜的減肥方法。而這個方法有進階版——泡澡時「踩腳踏車」。

練習方法相當簡單，請參閱左頁圖5-2的說明。

所謂踩腳踏車就是在浴缸裡，像在騎腳踏車般活動雙腳。浴缸中的水壓除了讓人更耗費力氣活動雙腳之外，因下半身的肌肉又占全身的六〇%至七〇%，所以能有效訓練肌肉。

不過練習時，請務必配合自己的身體狀況，切忌勉強。尤其泡澡時，心跳容易變快，有高血壓的人，都不建議練習進階版泡澡減肥法。

圖 5-2　空中腳踏車體操

1. 全身浸泡浴缸，雙手握住浴缸兩側，確定身體平衡。

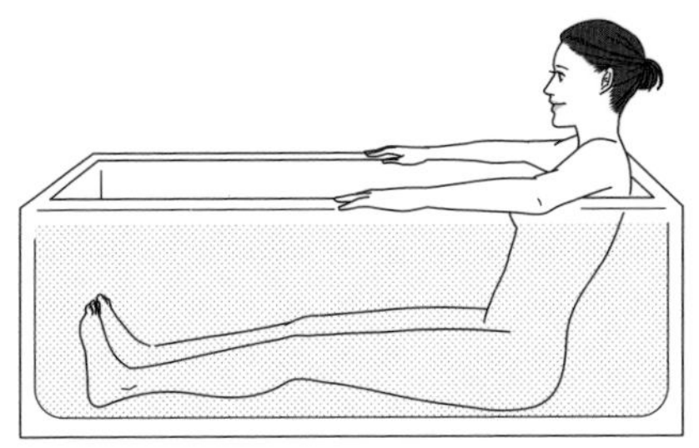

2. 伸直背脊，單腳像踩腳踏車般運動。

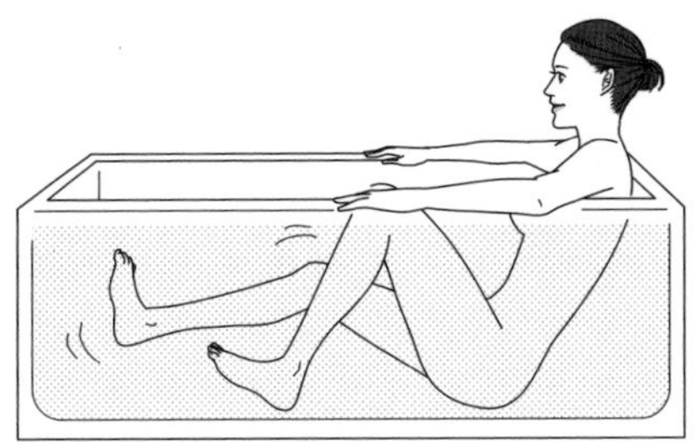

3. 練習 1 分鐘以後，休息 30 秒，連續進行三組。

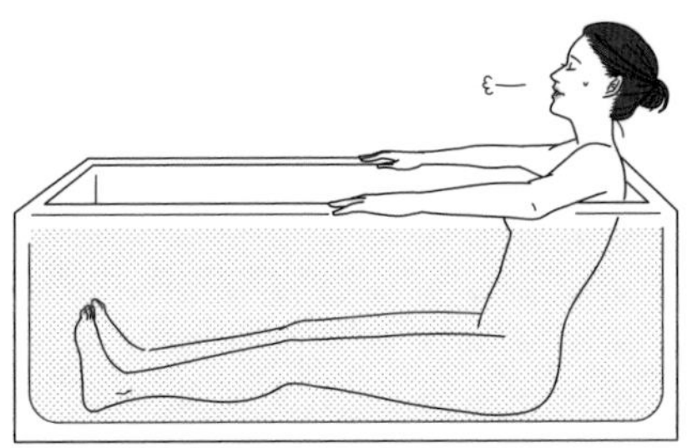

隨處可做的墊腳操

接下來，我要介紹的是職場與日常生活中隨時可做的運動：墊腳操。這個體操相當簡單，一點也不難。

只要靠著平臺、桌子或者牆壁，抬高、放下腳跟就可以了。這個健身操做一分鐘到五分鐘為一組，我建議最好每天做三組。

透過抬高腳跟、支撐與放下，就能甩掉小腿肚。

小腿的血管就像幫浦一樣，能夠將血液送回心臟。墊腳操能讓小腿的血管在反覆的壓迫與舒張下，強化幫浦功能。

對於以前的人來說，由於常常活動身體，所以小腿不容易出問題[19]。不過，現代人因為缺乏運動，造成雙腳無力。

因此，隨時動一動腳，是相當重要的事。

透過墊腳操，讓腳跟上下運動，能有效解決血液不流暢，還可以燃燒脂肪與減肥。

墊腳操不分時間、地點，例

19 小腿肌肉對人體站、走、跑、跳都起到至關重要的作用。

圖 5-3　墊腳操

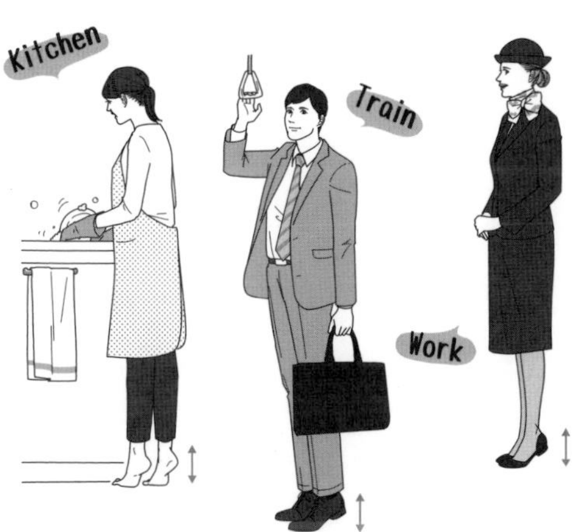

不分時間、地點，將腳跟抬上抬下即可！

如煮飯、看電視或等人時，都可以練習。上班族也能趁工作、接待客人或者拷貝資料時，做墊腳操。其他時間，如搭電車時，也可以抓住吊環偷練墊腳操。

特別是站著工作的人，更可以經常鍛鍊這套方法，能有效消除水腫。

如果在意別人眼光的話，練習時，不妨伸直背脊，像是在看風景一樣；放慢墊腳的速度；左右腳換著做。坐著時可以伸直小腿肚，動一動腳踝，總之，要盡可能運動雙腳。

平坦小腹的腹式呼吸法

接下來，為各位介紹另一款不拘時間、地點的健身操。這套健身操不同於一般的體操，非常簡單。

那就是腹式呼吸，

練習時，縮緊肚子呼吸。注意不可以憋氣或急促的呼氣、吸氣。同時，記得伸直背脊，抬頭挺胸。

這些動作看起來簡單，卻是相當有效的運動，能夠鍛鍊體格（內層肌肉），消除大肚子。

腹式呼吸的優點是不拘時間以及地點，不管是站、是坐，甚至在走路時，都能練習。

順帶一提，我會隨時對自己說：「大家都在看著你的小肚子。」藉此提醒要腹式呼吸。

腹式呼吸

縮緊肚子，抬頭挺胸，如平常般呼吸！

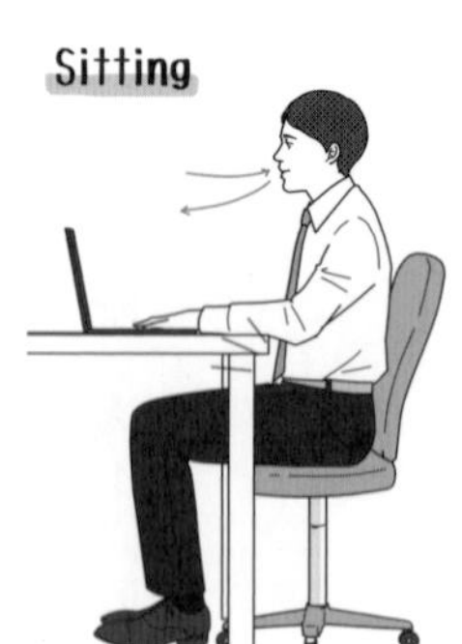

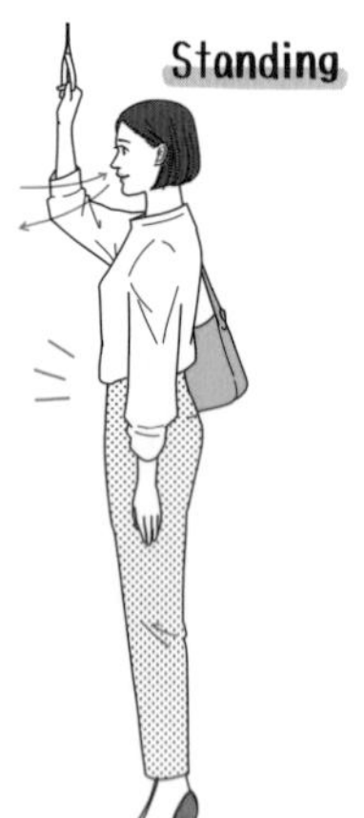

不管在哪裡都可以練習墊腳操與腹式呼吸，特別適合工作繁忙的上班族。

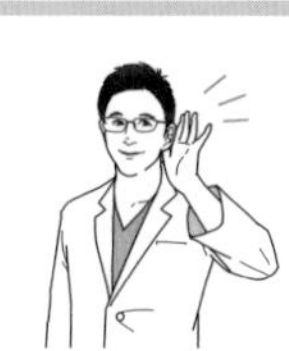

醫師悄悄話

手腳冰冷的誤解——如何讓自己熱情如火

常有人說：「身體虛寒是減肥的大敵。提高體溫才瘦得下來。」

話說回來，只有身體寒冷的時候，才會燃燒脂肪，讓體溫上升。因為當我們覺得冷時，身體就會開始消耗熱量，想辦法讓自己暖活一點，這是人體與生俱來的生理機制。

就如同前文介紹過的，利用喝冷水來燃燒脂肪一樣。所以，多數人在夏季容易發胖，不過冬天則不會。

如果一覺得冷，就馬上使用暖暖包，等於告訴身體不需要燃燒脂肪、提高體內溫度，讓身體有偷懶的藉口。有不少女性常常覺得手腳冰冷，這個時候該做的不是多穿衣服，而是讓身體從內部暖和起來，換句話說就是勤做運動。

動一動，讓身體產生熱能，提高體內溫度。這麼一來，那些手腳冰冷的女性，一定覺得自己開始變得「熱情如火」。指尖容易冰冷的人，代表末梢血液循環不好，可常做猜拳操。

不管在公司上班或者在家裡看電視、泡澡都能練習。

猜拳操

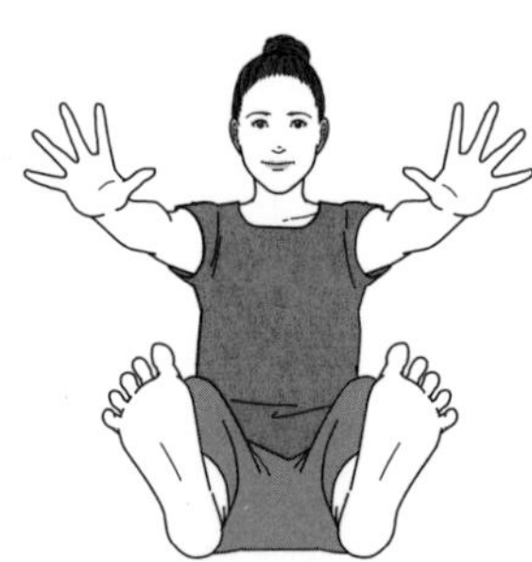

1. 張開手指與腳指。

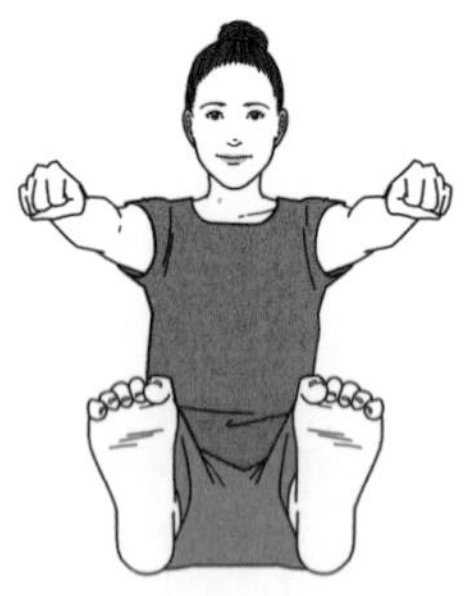

2. 握緊手指與腳指。

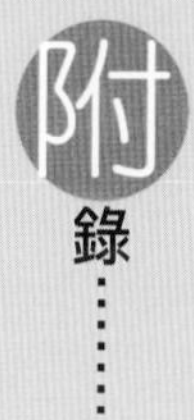

錄

內臟脂肪的剋星，餓了吃這些

吃飯時間還沒到，卻覺得餓或有些嘴饞，若這時吃一些甜點、零食來墊墊肚子，當然會越減越肥。

要是能管住自己的嘴巴，當然最好，不過要是因此餓過頭，反而會讓正餐吃得更多，飯後血糖因此更快上升。最重要的是，長久下來，這種想吃的壓力，會讓減肥半途而廢。

其實，這個問題也不難解決。我接下來為各位介紹五種方便、輕醣、又吃得飽、能有效擊退內臟脂肪的減肥小點心。

舞菇瘦身湯，預防血糖升高

首先介紹的是舞菇瘦身湯。這道湯相當方便，只要事先準備好，餓了，隨時可以吃。

所有的菇類中，舞菇的口感不僅香甜，而且熱量與醣類的含量都低。可以說是減肥的聖品。

舞菇含有豐富的水溶性膳食纖維，能有抑制糖分吸收與醣類分解酵素「α-葡萄糖苷酶」（α-glucosidase），還能有效預防飯後血糖升高。

對於減肥的人來說，舞菇瘦身湯最能發揮它的功效。

此外，舞菇瘦身湯的做法相當簡單。

準備一百克舞菇，切細，然後加入三百毫升的清水。燉煮二十分鐘後，加入鹽與胡椒調味就可以了。這個瘦身湯看起來黑黑的，卻能讓人越喝越瘦。

有空時不妨多做一些，用製冰器或保鮮袋把舞菇瘦身湯冰在冷凍庫，至少可以保存一個月。

肚子餓的時候，拿出來微波即可，你也可以試著加糯麥，吃起來會更有嚼勁。

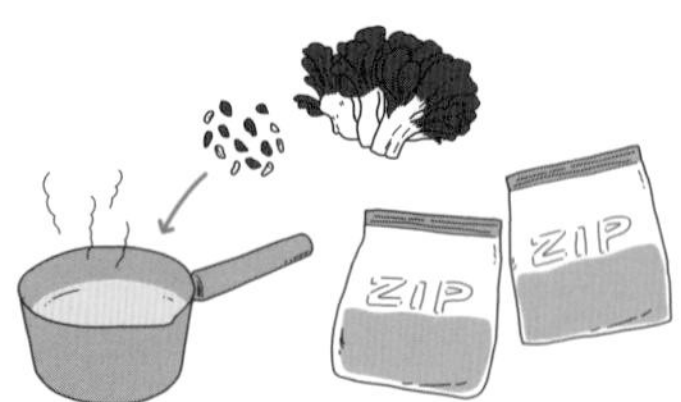

2 酒釀番茄汁，幫助身體燃燒脂肪

第二道減肥小點心是酒釀番茄汁。

這道點心的做法也很簡單，就是將番茄汁與甜酒用二比一的比例調勻即可。這麼一來，番茄的酸味與甜度能搭配剛好，就算是不喜歡喝番茄汁的人，也不會排斥這道點心，而且喝下去，馬上有飽足感。

番茄除了輕醣以外，還有豐富植化素「13-oxo-ODA」，能幫助身體燃燒脂肪。不過，只喝番茄汁很難填飽肚子。所以，我才會想出用甜酒增加飽足感。

甜酒含有胺基酸、維他命B群與礦物質等多種營養成分。而且，甜酒中的膳食纖維與寡糖可以促進腸內益生菌增生，讓腸胃變得更健康。人排便時，糞便與老舊的膽汁酸一起排出體外，然後肝臟再製造新的膽汁酸。研究報告顯示，膽汁酸的功能就像司令官一樣，能夠指揮身體脂肪燃燒。

番茄汁與甜酒的水溶性膳食纖維，能抑制甜酒中的葡萄糖，所以才能成為減肥聖品。喝的時候不妨配合季節，換成冰品或熱飲享用。

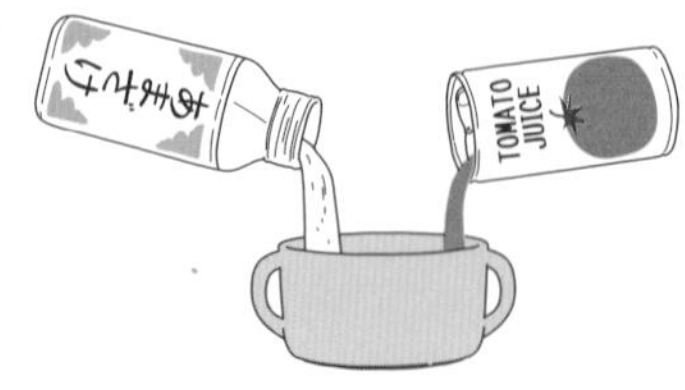

3 不用拌開，直接挖幾匙納豆來吃

接下來要介紹的小點心是納豆，可能有人因把納豆當作點心，而感到不可思議。但千萬別小看納豆，這可是我的祕密武器。

不過，吃的時候需要一點技巧。

首先，納豆不能像平常那樣拌勻吃，而是整盒吃。因為納豆一拌開就變得濃稠，對於日本人來說，拌開納豆後，就該拌飯來吃。因此我建議，納豆一打開，就像吃蛋糕那樣，直接用叉子或湯匙挖來吃。

除此之外，還需要注意調味料。納豆可以加上一些醬油。個人而言，我喜歡納豆配美乃滋。美乃滋雖然熱量高，醣類的含量卻不高。只要沒有加太多，基本上是吃不胖的。

覺得肚子有一點餓時，可以先吃一盒納豆。過了十分鐘還覺得餓的話，就再吃一盒。真的還不夠的話，再開一盒也無妨。不過，記得中間要隔十分鐘。

許多人都以為納豆有清血功用，其實這個訊息是錯的。

納豆的納豆激酶（nattokinase）雖然有清血效果，可以溶解血栓，預防腦梗塞或心肌梗塞的發生。不過，那是在測試實驗中才會出現的結果。

事實上，納豆進入人體後，就會分解為胺基酸，然後被人體吸收。因此，根本不可能有納豆激酶在血液中流動。

所以說，吃再多的納豆也不會有溶解血栓的效果。

不過，納豆含有「皂苷」（saponin）可以抗氧，此外，也含有維他命或膳食纖維，可說是營養豐富的發酵食品。常吃納豆有益健康，能吃就盡量吃。

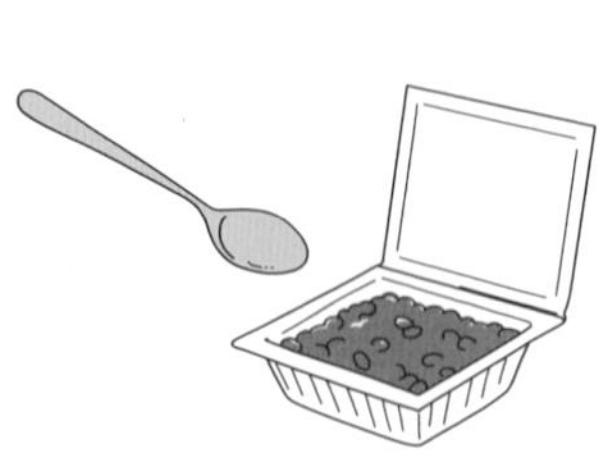

大豆速食湯，美味又能預防骨質疏鬆

現在便利商店的速食湯款式越來越多。而且每一種都好吃又方便。可惜的是，就是吃不飽。肚子餓時，光喝湯並沒辦法填飽肚子。

我推薦讀者，可以再買一包蒸大豆來配速食湯。如此一來，就能做成簡單的大豆速食湯，吃了有飽足感。

而且，大豆的營養成分均衡，除了膳食纖維、蛋白質、維他命或礦物質以外，還有異黃酮（isoflavones）能夠預防骨質疏鬆症。

最重要的是，什麼湯品只要加了大豆都很美味。

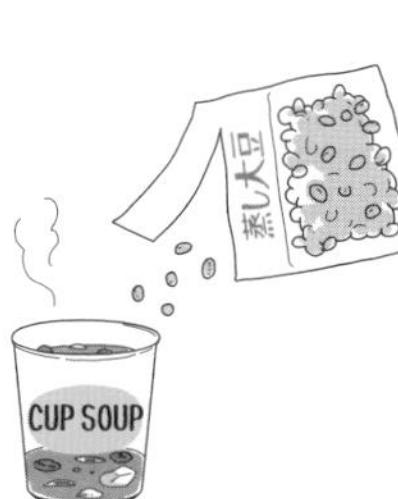

5

吃對水果，就能控制血糖

水果雖然有豐富的果糖，卻不會讓血糖升得太快。因為，有一些果糖雖然會轉化為葡萄糖，不過大部分都透過肝臟直接代謝。研究報告指出，柿子、葡萄、哈密瓜與西瓜等較甜的水果，容易讓血糖升高，最好能免則免。另外，果糖雖然不會讓血糖升高，但吃多了也會發胖，因此水果適量就好，不要吃太多。

水果有豐富的維他命、礦物質與膳食纖維，也是不錯的減肥小點心。如果吃膩蒸大豆，不妨換換口味，可以嘗試優酪乳加水果。

在下頁圖 6-1，我整理出適合減肥與不適合的水果，讀者可以參考。除此之外，堅果或起司能夠抑制血糖升高，而且有嚼勁也是減肥的好夥伴。

圖 6-1　有效控制血糖升高的水果

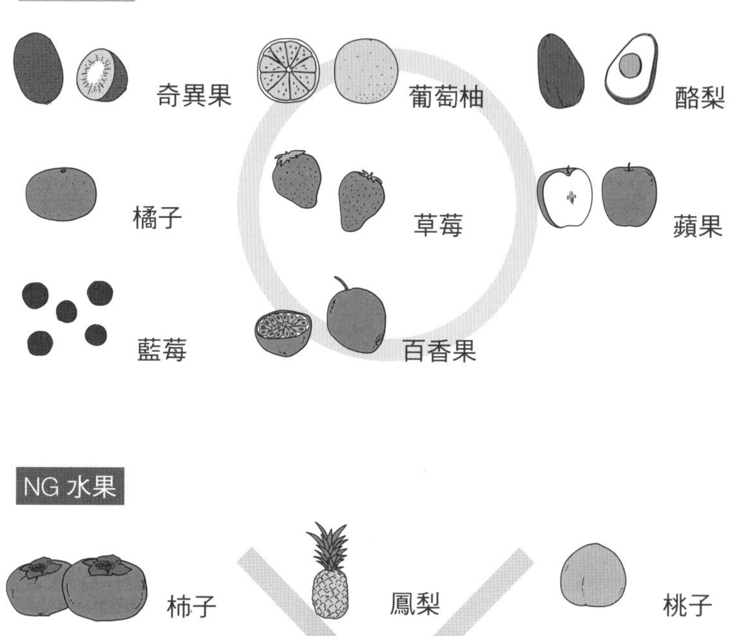

NG 水果
柿子
鳳梨
桃子
香蕉
芒果
Fruits Mix
水果罐頭
（糖漬）
蜜餞

結語
錯誤減重法，甩掉體重，也甩掉了健康

或許是因為我喜歡運動，所以我小時候不胖，不曾在意過自己的體重或身材；我念大學時，經常打網球，而且相當會吃，光豬排飯就能吃三大碗，最重要的是，我吃不胖。

所以，我一直以為自己屬於吃不胖類型。

然而，當我大學畢業以後，因為生活習慣有了一百八十度的改變，身體也產生巨大的變化，讓我打破了以往的認知。

舉例來說，我在大學醫院實習時非常忙：白天忙著回診、檢查或治療病人，晚上要準備學會的資料或跟催病患的狀況等。每天從早忙到晚，根本沒時間能好好休息，更別說好好的吃一頓午餐。

等到夜深人靜，工作告一段落以後，才有空與學長或同事去吃宵夜。通常在這個時間，醫院附近還營業的，只有中式餐館。我們餓到受不了，因此不管是炒飯、拉麵或者餃子，都是配著啤酒一口接著一口吞下去。

這種吃法會讓血糖一下子飆升，現在回想起來，都覺得十分恐怖。當時還不流行低醣飲食，所以我只知道透過吃，來緩解身心的疲勞與填滿空空的肚子。

綜上所述，我開始發福，而且從六十公斤一下子胖到七十幾公斤。即便如此，當時的我卻一點也不在意，我堅信自己「就是胖了那麼一點」。

婚前的刺激，增強我減肥決心

過了沒多久，我有了結婚對象，她也是醫師。我跟著她到神戶老家，拜見未來的岳父、岳母。

除了跟她的親戚打招呼以外，還跟她的閨密吃了一頓飯。我記得當時大家聊得很開心，有個女生卻不經易的對我說：「你還挺有肉的嘛！」

我長這麼大，頭一次被人家說有肉。

當然，那個時候我知道自己比「之前胖了那麼一點」。不過，還沒有被別人指著鼻子說：「胖子」或「挺肉的」等。最慘的是，還是被一個不認識的女生這麼說……我受到的打擊非常大。當然，我相信她絕對沒有惡意，只是不小心說溜嘴。不過，當時的我年輕氣盛，吞不下這口氣。眼看著再過兩個月就要舉行婚禮了，於是我在心裡發誓：「絕對要瘦給你們看！」

當時我實施的減肥方法，不但沒有效果，而且非常傷身——只吃法國麵包跟喝白開水。

由於我很喜歡吃麵包，再加上法國麵包很有嚼勁，所以才以為這個方法最適合減肥。現在回想起來，光吃麵包會讓血糖一下子升高，是減肥的大忌。

雖然我也是個醫生，不過卻不像現在對減肥或營養學懂這麼多，只知道減肥就是要降低卡路里，因此才想出這麼天兵的方法。

我即使忙到頭昏眼花也只靠一條麵包過日子，連週末去醫院值班，也這樣吃。結果我的體重在一個月內越來越輕——我竟然瘦了十公斤（當然，現在的我不會鼓勵大家嘗試這個方式）。原來的婚戒也因此戴不緊，於是買一個新的；結婚禮服比原本小了兩號。

終於，我大喜的日子到了。

當我穿著新郎禮服亮相時，那位說我「挺有肉」的女生目瞪口呆，「天啊！你怎麼瘦這麼多！」看著她的反應，我高興極了，還在內心擺一個勝利的手勢。

現在回想起來，我當時瘦得太快，搞得面黃肌瘦。

激進減肥的代價

然而，這麼激進的減肥方法，很快讓我自食惡果了。

婚禮結束後，我跟著親友續攤，吃壽喜燒慶祝。我太太因為擔心我的身體，於是勸說：「婚禮都結束了，不要繼續餓肚子，想吃什麼就吃什麼吧。」我也毫不客氣的想：「我要盡情的吃！」

我從小到大不曾食物過敏，沒想到這麼一吃，讓我第二天全身起蕁麻疹。當天剛好要出席一場學會，所以我硬著頭皮參加。沒想到，不少醫師看到我那副模樣大吃一驚的說：「池谷醫師這個樣子還來開會？」然後，趕我回家休息。

不當的減肥方式，讓人在不知不覺中破壞身體健康。最後，我又胖回來，體重開始直線上升。

之後，我和妻子不打算在醫院裡繼續工作，而是選擇開診所。開業以來，診所門庭若市。每天忙到不可開交。

我常常一大早看診，而且一看就是十二個小時，當時忙到連中午也沒辦法休息，甚至連午餐也沒吃。直到傍晚診所關門，我才終於能稍微喘口氣。因為如此的忙，所以我早餐吃得非常豐盛。然後，略過中餐不吃。等到了晚上，由於我餓慘了，所以總是配啤酒狂吃一頓。換句話說，我又回到在大學醫院實習時的飲食習慣。

再加上工作的關係，我常在外面用餐。不過，當時的我從來不在意飲食均衡，只挑自己想吃的吃。這種生活型態在日復一日，終於讓自己的體重達到人生巔峰（就是在二十二頁中，右邊照片的樣子）。

那時候我才三十六歲，但血管年齡像一個四十五歲的中年人；不過，我現在五十六歲，血管年齡只有二十八歲。

健康減肥的契機

後來，我在診所多開了一科：文明病健診科。主要是指導病人如何減肥。除此之外，我也開始接受電視或雜誌等的採訪。

我當時想：「天啊！我這副德性怎麼出去見人？」挺著大肚子的醫師，要指導病人減肥，還要當一個公眾人物，不論任誰看了，都不會覺得有說服力。因此，我下定決心要健康的減肥。

我重新檢討自己的飲食型態，發現原來我吃太多米飯和麵包等醣類主食，才會變胖。於是我減少攝取這些主食。

這個方式並非參考減醣概念，而是我自己想出來的。

我剛開始實施這個方法時，仍覺得吃不飽。不過習慣了以後，體重也慢慢下降了。我發現這種吃法有效，於是將飲食中的醣類減半。結果，體重計上的數字越來越小，我的食量也變小了。

這一次的減肥，我特別注意補充蛋白質或維他命等人體必要的營養素。因此，不僅身體越來越好，而且瘦得健康。

我非常享受這一次的減肥作戰。就像遊戲闖關一樣，我還曾經瘦到六十二公斤。這個紀錄跟我最胖的時候比起來，差了十七公斤。我甚至覺得瘦到不滿六十公斤，也並非不可能。

我覺得自己很厲害，竟然可以瘦這麼多，於是我在某一天，打算照鏡子自我欣賞一番，因為在那之前，我從來沒有好好看過自己的身體。

沒想到映入眼簾的景象，是一個瘦到皮包骨的老頭子……我嚇呆了，完全不敢相信那是我自己。

我身上的肥肉雖然不見了，但也沒有肌肉，看起來軟趴趴、毫無力氣。

我著急的想：「天啊，這副身材要怎麼秀給別人看？」

這時，剛好我兒子走了進來，看看他，再看看自己，簡直是天差地別。兒子當時專注重訓，因此胸部肌肉健美結實，雖然穿的是一件款式簡單的T恤，他卻穿得很有型，彷彿跟模特兒一樣。

我的手臂也有一點肌肉，但我沒有胸肌。雖然我沒有傻到跟十幾歲的兒子搶風頭，不過，看著兒子的樣子，我也希望自己的胸部能再厚實一點或有人魚線，讓自己看起來精神爽朗。

於是，我開始增加攝取熱量，同時每天認真做運動。那時，我才剛五十歲。

天下無難事

首先，我上健身房鍛鍊身體。

剛開始，不論哪種運動器材我都有使用，身體比起之前稍微結實。不過，後來經過一番思考，我想，讓專業的人來指導我，運動會更有效率，於是便請了教練，進行一對一練習。

目前我每週去兩次健身房，一次練習四十至五十分鐘。

教練列給我的訓練項目大約有十種，例如啞鈴、深蹲、腹肌、平板支撐、臥推或懸吊等。除了去健身房以外，我每天跑步兩次，一次三到四公里。

有些人認為，我不需要讓自己這麼辛苦。不過，對我來說，這些訓練屬於個人興趣，所以我不覺得累，還很樂在其中。

最近，我的肌肉開始長出來，胸部也變得厚實。努力增肌的結果，我重了一公斤。最讓人興奮的是，我竟然有辦法懸吊！在我發福時，完全不敢接觸懸吊。因此，當我瘦身成功並能懸吊後，我覺得自己變了一個人，年輕好幾歲。

我的體格還稱不上完美，但至少不丟人。現在，不管是在高爾夫球場的淋浴間或泡溫泉，我不會在意別人的眼光了。

最不可思議的是，自從我努力增肌以後，反而比乾瘦的時候，獲得更多的誇獎：「哇，你變得好年輕！」

甚至，有一次我在高爾夫球場與幾個青年打了幾輪。沒想到他們跟我「稱兄道弟」，我心想：「這些傢伙未免太沒大沒小了。」直到後來，其中一人偷偷跟我說，他們覺得我看起來很年輕，以為我比他們的年紀還小。我聽了以後，笑得合不攏嘴，氣也全消了。

我常聽一些高爾夫球友抱怨自己年紀大，所以球技不如從前。但我從來不拿年齡當藉口，更希望自己越打越遠，至少像年輕人一樣帥氣的揮桿。

有時候參加聚會，有些人不經意的一句：「原來你們是同梯，池谷醫師怎麼看起來這麼年輕。」也會讓我竊喜。

我並不是想炫耀。其實我真正想表達的是，只要瘦得健康，自然就會青春洋溢。我曾經因為文明病，而變得非常胖，這樣的我都能成功改造了，我相信其他人也能辦到，畢竟，天下無難事，只怕有心人。

我在這本書開頭曾說：「只要維持苗條年輕的體態，人生就會五彩繽紛。」其實，這都是我的經驗之談。

別以為年紀越大，越難瘦下來，我自己就是過了五十歲，才開始重新打造體態。這個成功經驗為我帶來相當大的自信。同時，也深深後悔自己走的那些冤枉路。我常想：「若在三十幾歲時，懂得維持身材就好了。」

我希望藉由我的小故事，避免各位重蹈我的覆轍。

外表影響自信

我瘦下來以後，總想嘗試各種事物，只要鞋子一穿，就可以出門，如冬天去泡溫泉，夏天去游泳等。

此外，我挑衣服的品味也有一百八十度的轉變。

我認為，大多數人胖時，對於流行不感興趣，是身材的緣故，找不到什麼好看的衣服；而身材苗條的人，隨便一件T恤就能穿得非常有型。

我過去挺著大肚子時，都要選大尺碼的衣服來遮住身上的肥肉，根本不敢穿那些流行衣物。所以，我練出好身材後，不只能穿以前塞不下去的衣服，連買衣服也成為我的樂趣之一。

對我而言，減肥成功代表的，是給自己一個重新再來的機會。

最近最讓我欣慰的，是開始有病人會說：「我也要向池谷醫師看齊！」這也是激勵我繼續努力的動力。

我相信這些實施池谷式減肥法，且每天乖乖練習的患者，都能變得更加年輕又有活力。

我的門診每天大概有一百多位病人來掛號，大部分的人都越來越年輕。其中，特別是女性患者的改變最大。不管年齡大小，每個人都越變越美，而且熠熠生輝。

這就是我不斷說的，只要維持苗條的身材，每個人都能翻轉自己的人生。

身材看似不重要，其實對我們的一生影響深遠。

減肥不分男女老少，只要有心，不管幾歲開始都不嫌晚。像我就從五十歲才重新打造身材，所以我相信，不管是六十歲、七十歲或者是年紀更大的人，一定也做得到。

聽完我的故事後，再來就輪到各位上場了。讓我們都擁有一副苗條的好身材，追求璀璨人生。

國家圖書館出版品預行編目（CIP）資料

15天抖掉內臟脂肪：56歲，血管年齡28、體脂率10%，心血管名醫的終極鏟油手段／池谷敏郎著；黃雅慧譯. -- 初版. -- 臺北市：大是文化，2020.07
256面；14.8×21公分. --（EASY；93）
譯自：50歳を過ぎても体脂肪率10%の名医が教える 内臓脂肪を落とす最強メソッド
ISBN 978-957-9654-91-3（平裝）

1. 類脂質代謝疾病 2. 健康飲食 3. 減重

415.593 109005784

15天抖掉內臟脂肪

56歲，血管年齡28、體脂率10%，心血管名醫的終極鏟油手段

作　　者／池谷敏郎
譯　　者／黃雅慧
責任編輯／陳竑悳
副總編輯／顏惠君
總 編 輯／吳依瑋
發 行 人／徐仲秋
會　　計／許鳳雪
版權專員／劉宗德
版權經理／郝麗珍
行銷企劃／徐千晴、周以婷
業務專員／馬絮盈、留婉茹
業務經理／林裕安
總 經 理／陳絜吾

出 版 者／大是文化有限公司
　　　　臺北市衡陽路7號8樓
　　　　編輯部電話：（02）23757911
　　　　購書相關資訊請洽：（02）23757911 分機122
　　　　24小時讀者服務傳真：（02）23756999
　　　　讀者服務 E-mail: haom@ms28.hinet.net
郵政劃撥帳號／19983366 戶名／大是文化有限公司

香港發行／豐達出版發行有限公司
　　　　Rich Publishing & Distribution Ltd
　　　　香港柴灣永泰道70號柴灣工業城第2期1805室
　　　　Unit 180511, Ph.2, Chai Wan Ind City, 70 Wing Tai Rd, Chai Wan, Hong Kong
　　　　Tel：21726513　Fax：21724355
　　　　E-mail：cary@subseasy.com.hk
法律顧問／永然聯合法律事務所

封面設計／林雯瑛
內頁排版／邱介惠
印　　刷／緯峰印刷股份有限公司
出版日期／2020年6月30日初版
定　　價／新臺幣340元
ISBN　978-957-9654-91-3